修道與養生

如何追求健康與人生新境界

湛若水——著

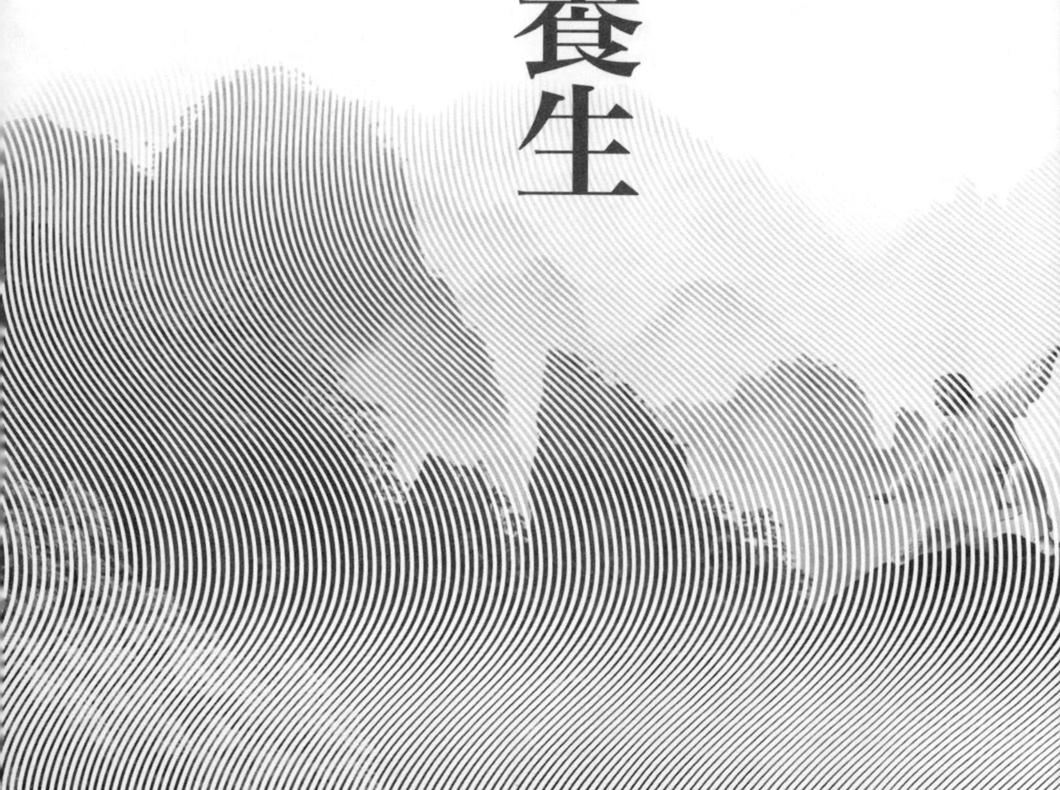

Content

下篇 養生漫談

專文推薦

攤開本書作一次訪道之旅

李豐楙

這本隨筆集收錄了四十六篇養生心得談，按照性質分為上下兩篇，都代表了一位養生家的實踐經驗。不同於作者先前所寫的大作，比較屬於規劃性質，此本主要在匯集讀丹經所得。一般來說，凡對修道、養生有興趣的，總會搜尋各種丹經古籍，想要從中汲取一些經驗法則，並印證自己的修煉心得。這是古今許多方家常做的，唯真要達到此一目標乃是有條件的：其一自古以來道經、煉丹秘籍繁多，如何選擇方能適為己用，其實是一門學問；其二縱使是大家公認的丹經要籍，怎樣才能讀出其中秘妙，就有賴真修實練的經驗印證；其三古代道經丹籍特多隱語，縱使有些並不艱澀，卻常停留在字面上或者有意強作深解，到底如何才能使現代人也可理解，就亟需現代知識（通常指科技新知），所作的詮釋才契合現代知識。從這三個條件閱讀上下兩篇，採用隨筆方式就是一種方便法，既可和有經驗者分享，也可引發初學者的興趣，就可避免一些閱讀養生秘笈常見的障礙，以為面對傳統丹籍就必須在字裡行間作戰！

作者既然是深於此道的行家，本身融合了實修與閱讀，他所閱讀的範圍頗廣：上篇較多中國古典和史籍，都選擇從仙道修煉者的視角切入。這些隨筆大多要言不煩，篇幅雖然不長，也不大量引經據典，不過實修者讀後，不管贊成與否，都可莫逆於心。對於剛想開始閱讀修道典籍者，是一個良好的指引，原來古今讀物可以如是解。下篇則是作者長期接觸的當代新知，現代人有許多養生實踐，一般都會要求符合科學，這些隨筆都是興之所至，其養生經驗聯接了養生和新知。他將這些經驗談公開與有緣者分享。在臺灣坊間已有各種養生書，作者依據個人的閱讀興趣，反映同一年齡層所關心的問題：諸如抗老化、退化性關節炎或排毒養生等。諸如此類問題，認真實踐者不少，然則效果如何？隨筆就是言簡意賅加以論述，雖然每個人都會同中有異，無疑在此本書作者提供了一個交流平台。

如果不想花費太多心思，面對大部頭古籍或科學知識，這種不大不小的養生隨筆集，應是一個聰明的選擇；不必擔心負擔太重，可以一篇一篇依序讀去，也可以先看題目擇其有興趣者，重要的是讀後就可放下，想想自己的經驗又是如何？在上海時

期圓頓子陳攖寧先生首開風氣，借由新媒體形式分享養生經驗，使得仙學風氣曾經盛極一時。現在面臨數位化時代則可採用網站，大家交流心得分享經驗。作者這個世代正是面對時代丕變，曾關注這樣的新交流平台，但無論如何，這些經驗能夠結為一集，總是便於集中閱讀，而非零散的讀法。在此建議嗜好此道者，將其作為平台分享個人看法，丹道本來就是「道法千百門，各執一苗根」，師承不同，入門有異，但這也無妨，就將攤開此書作為一次訪道，如此在紙上交談各有領會，這也是修道者的一種趣味吧！

（本文作者為政治大學名譽講座教授、中央研究院中國文哲所兼任研究員）

專文推薦

長生養生證無生

洪啟嵩

長生是人類普遍的願望，能長生不老又沒有病痛，更是人人期望追求的。

從人類的長生願望，落實到現實人生，再加上不同的背景與最終需求的不同，就產生了種種不同的養生思想與方法。一般人以飲食、健身來養生；儒家以仁義、天命養生；道家以服氣、煉丹養生；而佛家則以慈悲、智慧養生。

養生的目的是長養自身，使自己的身心性命達於圓滿的境地。因此其消極原則是清淨寡欲、齊心養神，以保天賦所有，使之減少損耗；而就積極面而言，乃是增進內心與身體之修為，以擴充吾等原所具有的天賦能力。

由於自幼體弱，從小我對強健的身體，有著深刻的期望。我在國中時受到嚴重內傷，每當睡覺時，常覺得胸口宛如壓著石頭一般，十分的苦惱；再加上一生歷經多次與死神擦身而過的經驗，更對生死有了極為深刻的感受。

五歲時，家中炮竹工廠爆炸，我親眼看見工人在眼前慢慢死去，七歲時父親的逝世，促使年幼的我開始尋找長生乃至超越死亡的方法。

所以，我從十歲開始學習坐禪。雖然天生體弱，再加上身受內傷；但延續不斷的禪修，使自己進入大學之後，身心有了極大的突破；十年的修習，終於有了些許的成果。

這時，不只內傷心窩腫處開始氣機貫通，乃至胸骨、肋骨及脊骨，也開始陸續產生變化，身體不只日益健康，而且全身的骨骼、身形也逐漸變化，呼吸愈來愈細微，而心念也更加的自然專注。

一九八三年，我在南投仁愛鄉別毛山上閉關時，對身心改變有了更深刻的體悟。當時我一個人獨自在深山閉關，每天的修練以禪觀為主。

由於深山人煙罕至，一個星期只有一次打獵的山胞會經過這兒，當時也不知道自己的外形有什麼變化。有時兩天只吃一餐，卻是氣力充足，感覺到身體變得十分輕盈，往來山路的上下坡，簡直是健步如飛，有如輕功。

一直到我出關下山之後，家人看到我，十分驚訝，原本只有一百七十三公分的我，下山之後卻變成一百七十八至一百八十公分，足足長高好幾公分。

然而好景不常，一九九〇年的一場大車禍，幾乎奪走我的生命。我全身受創傷重，脾臟也因碎裂而割除，身體功能與過去已不可同日而語。但不可思議的是，雖然身體受創嚴重，但由於心力的不斷增上，依然產生許多微妙變化，似乎不因受創而停止進步。

二〇〇二年，一些習武的學人大眾向我請益養生、調身及鍛鍊的方法，我就隨宜向他們解說。我對於武術是個門外漢，所以只有以自己學禪調身的心得，及三十年來在禪修中身心的變化向他們說明，因而開啟了現代的「佛身生理學」，引發極大的迴響。他們學習之後，不只身心氣脈日漸通達、身體更加健康，武術亦是日進千里。

近代人類醫學經驗的累積和醫療科技的突飛猛進，使人類的平均壽命延長了許多。

然而，這並不代表現代人的身心比古代人健康，而是拜先進的科技之賜。我認為，圓滿的養生應該是具足「五長」的人生：

長壽——具福安養天年
長春——長壽而健康、青春的人生
長樂——長春而喜悅快樂的人生
長效——以最小投入創造最大產出的效率人生
長值——以一己的生命為人間創造最大的價值

從個人對生命的喜愛，欲使之長生，而注意到養生的方法與思想；從長養自己的身心性命，進而發現到自己與整個宇宙的不可分割關係；從內省中發覺本具的慈悲心，使之擴充、提升，並以智慧為導，從長養自身到長養他身，而至整個法界的究竟進化，這才是圓滿通徹的養生。

作者湛若水先生從年幼體弱多病，直到習學道家養生改變人生，感覺我們有著相類似的生命經驗。這些實際的經驗，對於大家的養生實踐，將有顯著的效用。

本書是作者修道養生的珍貴體驗結集，相信將帶給讀者深廣的受益。在此祝福大家不僅具有健康的身體，更能擁有覺悟的智慧、快樂的心情，與慈悲的心靈，圓滿健康、覺悟、快樂、慈悲！

（本文作者為國際禪學大師、禪畫藝術家及暢銷書作家）

專文推薦

將修道術應用在養生的寶典

羅錦興

養生袪病是全世界健康追求的目標，過去醫學不昌明，治病就依賴醫學的日新月異，但沒想到的是醫學發達不一定換來健康的身體，壽命的增長也不意味著健康生命的拉長，以至於層出不窮的病症隨著壽命增長而增多，使得醫學疲於奔命地研發，而健康保險也一直瀕於破產邊緣。

湛老師秉持中華文化道統，推動修道養生不餘遺力，以淺顯易懂的方式解釋道的妙用，尤其推崇莊子，直指以「炁」養生的重要性，來貫串道家練炁養生兼修道的千年歷史。更舉出範例，說明修道如何對治病症與日常養生的應用。對於修道者而言，本書是將所修道術應用於養生的寶典；對於非修道者而言，可引發健康追求方向的省思。

道之最深在於「恬靜虛無」，以獲得強大能量於養生（真炁從之的意思）。若難以入靜，則守竅和炁沉丹田也可練氣化精和練精化炁而獲得能量來養生。道之淺可與太極拳連結，使得大家可以透過正確的太極拳運動，得以容易地體驗到炁沉丹田和意守丹田的能量感覺。

由於道能尚無標準量測指標，縱然有千百修煉道能的技術，還是無法有一套標準公式，使得每一個人可以複製經驗，導致信者恆信而不信者恆不信。但是面對現代醫學在健康維護上，越來越力不從心之下，那麼我們不管信或不信，就是要去體驗修道的感覺。

各式各類的儒道武術書籍有關炁能的描述文字，都是親身體驗的成果，因此光從文字去辯解或釐清，是越辯越模糊，導致歷代理學大師也會自己無體驗而落入世智辯聰的會錯意了。

個人略懂佛學而能淺講經典，以佛入道主要從太極拳下功夫，《鄭子太極拳自修新法》有如看不懂的天書，就盡量天天看，天天練太極拳來比對書本內容，歷經二十多年才漸漸看懂鄭大師的珠璣言語，也才了悟大師惜言，因為言中皆是體驗珍品，非體驗到家、逐一拾級而上，永遠不瞭解中華道學的玄奧。

理雖越辯越明，但道能非辯能解，唯有體驗或發明量測儀器才能辯能解。現代道能的標準量測儀器尚未發明，那麼面對科學昌明仍然對養生健康無法得到滿意的時代，本書提供淺而易顯的體驗方式，各位不妨嘗試深入體驗，也許您就能掌握養生的鑰匙，開啟越老越健康的旅程，享受越長壽越仙風道骨的人生。

（本文作者為前中山大學醫科所所長、成功大學電機系教授；目前從事脈診儀與中醫研究）

自序

有真人而後有真知

清代道士黃元吉在《道德經精義》自序中說：「三教之道，聖道而已。儒曰『至誠』，釋曰『真空』，道曰『金丹』。要皆太虛一氣，貫乎天地人物之中者也。」儒、釋、道構成了中華文化的內涵，黃元吉認為三教殊途而同歸，目的都在探究天、地、人之間的關係，而貫穿天、地、人的介質即是「太虛一氣」，因此，我們研究中華文化，首要之務即在瞭解「太虛一氣」為何物，此乃中華文化的根本。

《黃帝內經．陰陽應象大論》說：「陰陽者，天地之道也。」天地萬物都是陰、陽兩氣造成的，但在陰、陽兩氣尚未出現之前，在空無的太虛之中，宇宙的狀態是「一氣」，是無形無色的能量，也就是老子所說的「道」。黃元吉說的「三教之道，聖道而已」，意謂三教所談及的理論，都以「天地之道」——亦即「宇宙的運行規則」——為核心。

既然三教的內涵都是道，那麼，在中華文化中，不論是儒家、佛家、道家的言論，都離不開道的範圍。但是，後來人人將「道」視之為玄奧難解的形上學，換句話說：道在人們的心目中並無具體的概念。在此情形下，我們在研讀儒、釋、道的書籍或文獻的時候，對於文中涉及「道」的內容，便會滿頭霧水，無法理解，大部分的人則依據字面的意義妄加臆測，如此一來，我們對於祖先的著作不免會有曲解原義的情形。

《莊子．大宗師》說：「有真人而後有真知。」在中華文化裡面，不論是《黃帝內經》或其他諸多經書上，在談論道理時，常以「真人」做為修道、養生的典範及標竿。莊子這句話的涵意是：中華傳統文化，必須親身修道、體驗之後才能完全瞭解。現代科學以各種儀器檢測練氣所產生的各種數據，就像瞎子摸象，終究無法完全明白道的真相。

美國經濟學家大衛．藍迪斯（David Landes）在《新國富論》裡說：「人類窮與富的命運，幾乎所有的差異，都是因為文化。」今天，我們除了發展經濟之外，還要發揚中華文化，但是，我們必須明白「道」的真正面貌，發揚中華文化的真正精髓，以免以訛傳訛的現象一再發生。

近一、二百年來，科學進步飛速，尤其二十世紀的前半期出現了量子的概念之後，許多物理學家將量子力學視為瞭解和描述自然的基本理論，因量子力學而獲頒諾貝爾物理學獎的波耳（Neils Bohr）和湯川秀樹（Hideki Yukawa），更是推崇道家思想與量子力學的契合。《老子．第二十五章》：「人法地，地法天，天法道，道法自然。」老子指出道的性質就是「自然」，古時候科學不昌明，無法描述自然的真相，但是近代量子學說的興起，可說對於道的性質提供了科學的論述。

本書名為「修道與養生」，內容包括「修道隨筆」及「養生漫談」兩部分。「修道隨筆」是筆者讀書的札記，以及長期修煉所體悟的一些心得；「養生漫談」則是針對多類的養生方法提出淺見，以供讀者追求健康之參考。全書的內容，大都採取道家的觀點加以抒發。在廿一世紀的今天，已經很少人在「談玄論道」，筆者不揣簡陋，期能拋磚引玉，尚祈各界賢能不吝指教。

上篇

修道隨筆

01 靜的力量

夫物芸芸，各復歸其根。歸根曰靜，靜曰復命。
——《道德經》

《清靜經》曰：「人能常清靜，天地悉皆歸。」這一句話大家都耳熟能詳，但是它的涵意卻不容易理解；若以一九七一年宣化上人在舊金山的演講為例，宣化上人對這句話的解釋是：「如果能夠保持清靜，天地都歸回到我自己這裡了。」聽了上人的話，相信大家還是霧煞煞，無法明其究竟。

不過，清靜能夠「天地悉皆歸」，可見得「靜」含有某種神祕的力量；文殊菩薩也說：「若人靜坐一須臾，勝造恆沙七寶塔。」同樣指出，「靜」的力量很宏大。同時，西元前三百多年的莊子就說「靜然可以補病」，現代科學家也證明了靜坐的確可以治療許多慢性病，顯示老祖先早已發現「靜」的力量是不可思議的。

目前，全世界的各個角落，靜坐的人不計其數。如果你問他們為什麼要靜坐？則人人各有目的：有的人為了養生，有的人為了解除壓力，有的人為了修道。靜坐的功能如此多，關鍵在於「靜」的狀態產生了作用。在「靜」的情況下，到底發生了什麼變化？這個問題值得我們詳加探究。

老子說：「夫物芸芸，各復歸其根。歸根曰靜，靜曰復命。」老子認為，在萬物蓬勃生長的現象中，其生命的能量來自本根，只有在虛靜的狀態下，才能尋得本根，讓生命重獲生機。

現在，我們就試著根據「人能常清靜，天地悉皆歸」這句話進一步說明「靜」的內涵。最能夠直截了當呼應老子這句話的，是《黃帝內經》所說的「恬淡虛無，真氣從之」這段文字。「天地悉皆歸」的天地，並非一個天覆地載的物體，而是指天地的能量。將《清靜經》與《黃帝內經》這兩句話對照來說，老子所說「人能常清靜」即是《黃帝內經》所說的「恬淡虛無」；而「天地悉皆歸」即與「真氣從之」同義。「人能常清靜，天地悉皆歸」及「恬淡虛無，真氣從之」這兩句話，改換成現代科學的語

言來說，就是：「人在清靜的狀態下，天地的能量即可進入我們身體。」

腦波依頻率之不同可分為四大類：β波（有意識）、α波（橋梁意識）、θ波（潛意識）及δ波（無意識）。前台大校長李嗣涔在《氣功的科學觀》中發表實驗結果，用儀器證明了氣功師父在冥想入靜時，腦波開始產生變化，產生α波。一九五四年德國物理學家舒曼（W. O. Schumann）發表一項「舒曼諧振」（Schumann resonance）的理論，認為距離地面約一百英里的天空有一層環電離層，頻率為8～10赫茲，相當於大腦的α波，我們冥想時大腦可以接收舒曼波，等於經常在充電，自然精神飽滿、身體健康。

「人能常清靜，天地悉皆歸」這句話，《西昇經》解釋為：「人能虛空無為，非欲於道，道自歸之。」也就是說，「道自歸之」的狀況必須具備一個條件才會發生：在心地清靜的情況下，我們的腦波才能與天地能量相應。《道德經．第四十八章》說：「為學日益，為道日損。損之又損，以至於無為。」句中的「為道日損」，即是要我們逐漸拋棄紊亂的思想與欲望，才能進入清靜無為的境界。

腦波即是腦部的電流脈衝，依照大腦不同的入靜程度可以產生不同頻率的電流脈衝。腦波有多層的頻率，同樣的，天地能量也有多層的頻率，當兩者頻率相同時就能產生共振，進而產生人體能量與天地能量連通交流的現象，這就是莊子所說的「通天下一氣耳」。在此情況下，人體就能吸收源源不絕的天地能量，讓我們健康長生。這就是道家養生之道的基本原理。

古代道書常用「炁」這個字，炁即無火，心在五行中屬火，入靜即是息心熄火，「炁」就會逐漸產生，故「得道」即是「得炁」。炁是天地的能量（磁場），莊子說，得炁的人能夠「獨與天地精神相往來」，修行的人如果不能得炁，表示修行的進階受到阻礙，身體的氣無法產生變化，當然也無法與天地相通。

老子說：「致虛極，守靜篤。萬物並作，吾以觀復。」總之，老子的道，來自致虛守靜，虛靜至極，道乃出現，因為得道，老子才能觀察萬物運作的自然法則。天地萬物的本質是氣的運動和變化，人的生命也是氣的聚、散現象。修行的目的，即在將「人體的封閉能量系統」改變為「天地人相通的能量系統」，老子的「人能常清靜，天地悉皆歸」即在印證此一現象，這是中華天人合一文化的根源。

有一回，我們幾個師兄弟陪著師父到郊外踏青，走著走著，師父突然端立不動，

說：「整座山跑到我身體裡面來了。」大家聽了覺得相當好奇，但功夫不到，難以體會其中的奧妙。

02 《黃帝內經》是醫書，也是道書

形者，氣之舍也；氣者，形之主也。故煉形非真氣不可也。

——曾慥《道樞》

熊春錦的《道醫學》一書，可謂當代極有分量的一本醫學研究專書。熊春錦出身中醫世家，畢業於南京醫科大學，現任北京德慧智教育科技中心董事長、榆林老子道學學會名譽主席等職，曾在武漢市的醫院擔任院長，並著述了許多國學、道學相關著作。

二〇〇一年，他應邀前往柏林參加「歐洲中醫中藥研究會」學術交流時，被聘為德國《歐洲中醫藥雜誌》特約撰稿人，這本《道醫學》曾在該雜誌連載，引起歐洲醫

界的廣泛注意。

《道醫學》被學者評為「突破現代中醫學發展瓶頸的重大理論」，加速了現代中醫的革新及復興。熊春錦在書中敘述：「道醫學」是源自黃老的道家修煉學說，在兩千五百年前已形成一個完整的醫學系統，而《黃帝內經》即是其代表作。

熊醫師認為：《黃帝內經》涉及今天看來玄奧神祕的內容，我們應該從道學的角度去研究中醫與修道之間的關係。

《黃帝內經》是第一部中醫理論的寶典，成書於西漢時期。古時候根本沒有檢驗健康的醫療器材，也沒有人體解剖可供觀察，我們不禁要問，為何老祖宗擁有如此高的智慧，能夠建立一套顛撲不破的醫學理論？黃帝擁有一支通曉醫療的隊伍如岐伯、雷公、伯高、少師、少俞等人，他們分析醫理盡皆鞭辟入裡，後人難以望其項背，其原因可從書中得知，黃帝的醫官皆是修道的高人，具有通曉天理及內視人體的能力，我們可以從以下的說明得到證明：

《素問．上古天真論》曰：「上古之人，其知道者，法於陰陽，和於術數……」、又說：「有真人者，提挈天地，把握陰陽，呼吸精氣……此其道生。」這兩段話之中的「其知道者」、「此其道生」兩句，都明白指出《黃帝內經》的醫療原理皆由「道」而來，換句話說，《黃帝內經》所指的養生，是以「知道者」的狀況為衡量標準，而「知道者」指的就是「真人」，以真人做為典範，鼓勵世人學習真人的養生之道。

《黃帝內經》經常提及的「真人」，指的是修道有成的人，《莊子．天下篇》說：「關尹、老子，古之博大真人。」莊子則被稱為「南華真人」，列子為「沖虛真人」，呂洞賓為「純陽真人」，張伯端為「紫陽真人」，其餘如鍾離權、王重陽、馬丹陽、丘長春等也都稱為「真人」。由此可知，《黃帝內經》談的是真人的養生理論，不但是一本醫書，也是一本道書。

近代大儒牟宗三提倡「本性論」之詮釋系統，將老子哲學定位為生命實踐哲學，認為它所追求之理想是「聖」，而聖之內涵為「道」，故在老子哲學系統中，「道」本具於吾人「本性」之中，亦即「人人皆具成聖質素」，換句話說「人人皆可成真」，與佛家「人人皆可成佛」的觀點相同。在幾千年的中華文化中，最高的標竿是「真人」。但是，真人是如何生成的呢？雖然有部分真人是由高人點化的，但大部分的人是由修道而成的，老子即承認自己是「由凡人學習而成」，《顯道經》一書就有老子說明呼吸吐納的方法。發揚中華文化，追根究柢就是要研究出一套「由凡人變成真人」的方法，而且這套方法必須簡易可行，人人可學。筆者認為，古人說不明白的地方，現代人應該利用科學方法加以說明白。

知名教育家龔鵬程在《文學與道家》一文中說：「中醫聖典《黃帝內經》是一本道書，因為該書古代的版本早已失傳了，今天我們看到的，乃是唐代道士王冰的傳本，今天的中醫這個體系基本上就是道醫，是道士講求養生修煉發展出來的醫學知識。」

關於《黃帝內經》的養生原理，曾慥《道樞》書中的一段話可茲說明：「形者，氣之舍也；氣者，形之主也。故煉形非真氣不可也。」《太上隱書八素真經》也說：「善養生者，養其形；善養形者，養其氣。」氣是身體的主宰，養生必須養氣。身體的氣一旦衰弱或失去平衡，疾病便油然而生，所以《黃帝內經》說：「百病生于氣也。」為了分析疾病的成因，《黃帝內經》說明了氣的種種變化、以及陰陽五行對健康造成的影響，全書的論述皆離不開道家養生的範圍，顯見醫、道密不可分。

十道九醫，自古以來即有「醫道同源」之說。道家認為「未學道，先治病」，所以修道必先涉獵醫學，明白人體的臟腑生理、氣血運行、經脈穴竅、陰陽生剋的道理，自己生病時才能夠自醫自療，如果一身是病，修道的效果必定大打折扣。

古諺云：「醫不近仙者不能為醫。」學醫兼修道才能成為「神醫」，同理，想要成為「神算」、「神相」，也都需要修道。中國歷代許多道家前輩都同時是大名醫，例如東晉抱樸子葛洪、南北朝陶弘景、唐代孫思邈、南宋馬丹陽、明代張景岳、清初付清主等。而且「道不離俗」，醫術是弘道的方便法門，可以行醫救人，為自己累積功德，可謂益人利己。

《黃帝內經》全書內容立論深奧，即使在現今科學昌明的現代，仍然難以全盤理解這部寶典的真髓。我們必須以道學的角度解析其中奧妙，並用現代白話、科學語言加以解釋，使其易讀易懂，才能拉近《黃帝內經》與我們之間的距離，讓我們充分得到它的薰陶與滋養。

03

賢人隱山中，能知天下事

不出戶，知天下；不窺牖，見天道。其出彌遠，其知彌少；是以聖人不行而知。

——《道德經》

三國時代，諸葛亮隱居在襄陽城西的一個小村莊隆中，劉備冒著嚴寒三顧茅廬才把他敦請出來，他果然有「運籌帷幄，決勝千里」的本事。此外，周文王到渭水河畔敦請姜子牙的時候，姜子牙已經七十二歲了，他同樣有佐國的本事。古時候經常有君王去敦請隱者出來參政的記載，那些隱者住在深山，卻通曉天下事，其理何在？

古時候沒有報紙雜誌，也沒電視、電話、手機，更沒網路，賢人住在深山，天下發生了什麼事他們都知道，我們不禁要問：他們是怎麼辦到的？他們的資訊從何而來？

老子曾經談過這個現象，《道德經．第四十七章》說：「不出戶，知天下；不窺牖，見天道；其出彌遠，其知彌少；是以聖人不行而知，不見而名，不為而成。」依一般人的見解，讀萬卷書不如行萬里路，若要增廣見聞，必須多多遊歷，但為什麼老子不出門，就可以知曉天下的消息；不用往窗外看，就可知道天地運行的道理？像老子這樣可以「不行而知」、「不見而明」，在中國古代，有這種本領的不乏其人。

意識表現的層次有二：一是智，一是知。「智」是源自於形而上的本體意識或宇宙大意識，是得自靈感的訊息；「知」則是形而下感官的觀察和判斷，是人類經驗的累積。《瓔珞經》說：「神名天心，通名慧性。」天心是天然之心，慧性是通達無礙的智慧，將凡俗之心化為天然之心，才能得到智慧。修行的目的在去除妄念及無知，恢復「天心」，開發智慧。一個人如果能夠藉著修行提升自己的能量，他的意識就能突破空間的限制，接收自然界的訊息。

佛家經典《舍利弗阿毘曇論》也說：「障通無知如果去除，即發起慧性。」人類的知識既來自經驗的累積，我們得到的訊息難免會有殘缺和錯誤，而且七情六欲會讓

我們產生偏見，因而偏離事實真相，所以佛說人是處於「無明」的狀態，人生必須經過長期的修煉，戒除貪嗔痴等不良習性，智慧才會出現。

許多人都看過《賽斯書》，書中有一段敘述：高靈對一個凡人說：「在我們的國度裡，任何一個老太婆都比你們世間的博士聰明。」靈界的老太婆為什麼會比人間的博士聰明？因為她只要擁有一項本領就足以超越博士了，那就是，她知道「真相」！而人類所獲得的知識，不一定讓我們能夠明白真相。

現代科學家將「他心通」這種人與人之間心靈訊息的交流，定義為「思維傳感效應」。這種訊息交流是如何發生的呢？人類獲得資訊的來源是透過六識感官，但是感官在察覺事物時，其頻率都有所限制，比方說，狗聞得到的氣味，我們人就不一定聞得到。科學家說：每個原子及分子都是活的，都有意識，在人類感官可以感知的頻率之外，自然的訊息場無所不在，有人稱之為「宇宙意識」，亦即宇宙大數據，這就是智慧的來源。

近年來，許多科學家都在探討「意識」的本質是什麼，討論意識的書籍和論文陸續發表。中國科學技術大學前校長朱清時在〈量子意識，現代科學與佛學的匯合處〉

這篇文章中介紹了科學界的新論述，認為意識是一種量子物理現象。意識不但存在於人的大腦中，也存在於宇宙之中。

日本的湯川秀樹、英國的李約瑟、美國的卡普拉三位外國人醉心利用科學的方法研究中國道學，被稱為「新道家」。湯川秀樹指出：「物理學從二十世紀初期以來的發展，單靠邏輯學是什麼也幹不成的，唯一的道路就是直覺的把握整體，並洞察到正確的東西。」他從《莊子．秋水篇》「知魚樂」的寓言得到啟發，極為推崇道家的直覺思維方法，直覺思維方法的基本特徵之一，就在其非邏輯性。對科學家來說，意識仍是一個難解的謎。

每種宗教或古老的民族都有「先知」，先知指的是能夠與神交流並預見未來的人，「先知」的智慧歷久而彌新，不受時間流轉的限制。老子所說的道，就是通向宇宙、通向自然萬物根本屬性的那條道路。人類未來的進化，希望能夠擺脫欲望和偏執的蒙蔽，獲得內心的光明和真正的智慧。

04 尊師，也要重道

讀遍千經萬典，不如明師一點。

——俗諺

內湖「風清雲養生館」的氣功課程以《健身氣功》做為教材，陳光敏老師認真的教學態度獲得學員一致的好評。內湖班有一個慣例，就是每一期結業前的最後半小時，都會邀請我去給學員們講講話。古時候，師徒情同父子，現代人到「氣功教室」報名繳費學氣功，結果是：上課愛來不來，練功馬馬虎虎，尊師重道的觀念已經變得極為淡薄，所以必須循循善誘，加強學員們的心理建設。

因為一期兩個月的課程，以學習氣功的角度來看，無疑為期太短，學員們難以將招式練習純熟，更遑論體會其中精髓；而且現代人既缺恆心、又怕吃苦，結業之後，預料大部分的學員維持不了多久就把練功的事拋到九霄雲外了。古人說「百日築基」，到氣功教室學習，一期兩個月，起碼需要連續上三期以上，才能產生心得，體會練習氣功的好處。

既然有心來學氣功，到頭來卻半途而廢，未免可惜。因此「加強向道之心」的工作是非常重要的，內湖班陸續開班以來，舊生回鍋上課的比率很高，顯示許多學員已建立相當堅定的道心。

在半個小時的講話中，我通常會一再強調修行的意義。佛家說：人生乃四大假合、生命如露亦如電；道家說：借假修真；基督教亦說：看得到的是假的，看不到才是真的。以上每個宗教的先知都告訴我們：人生是短暫的假相，不必太執著，懂得透過修煉提升身心、追求永恆，才是有智慧的人。雖然上過兩個月的課，學員們對於修道這回事仍有許多疑惑，對於每個人提出的問題，我都一一詳加解答。

尊師重道是中華文化傳統的準則，這裡面包括兩個項目：一為尊師，一為重道。一般人大都只談尊師，重道卻被忽略了，其實這兩個項目同樣重要。

呂洞賓拜鍾離權為師之後，二人住在終南山，呂洞賓每天砍柴煮飯，侍奉師父，

轉眼之間過了三年，鍾離權還是不教他任何功夫，呂洞賓卻半句怨言也無。後來鍾離權更安排「十試」來考驗呂洞賓，呂洞賓一一通過測試之後，才蒙師父授以金丹大道，終於得道成仙。呂洞賓可以說是尊師重道的典範。

「讀遍千經萬典，不如明師一點」，修道沒有明師指點心法，簡直是寸步難行。神農氏當初曾經拜過十一位老師，不得真傳，後來遇到赤松子方得真道；黃帝當初曾經拜過七十二位老師，未得真傳大道，後來遇到廣成子才得了真道；老子曾經拜過八位老師，未得真傳大道，後來遇到鴻鈞子才得了真道；釋迦牟尼佛當初曾經拜過五位老師，未得真傳大道，後來遇到燃燈古佛才得了真道。

在佛的弟子中，阿難、大迦葉、目犍連、舍利弗、羅睺羅、須菩提等人都有神通，而且他們的神通都是在很短的時間內得到的，舉例而言，舍利弗在拜入佛的門下七日內就開悟通達諸法實相；羅睺羅見了佛祖，佛就給他說法，一說法，他當場就開了法眼，可見佛祖法力卓絕，任何人如能忝列門牆，得道是輕而易舉的事。修道人得遇明師，是最大的福分。

曾慥《道樞》說「學道有九患」，其中一患是「遇師不覺」，因為：「師者豈易識哉？固有大辯若訥者，道貌古顏者，大醇小疵者，始愚終聖者。」自古以來「修道如牛毛、成道如牛角」，究其主因是明師難遇、真道難逢，難怪孔子大嘆：「朝聞道，夕死可矣。」

明師傳道用的是「口授心傳」之法，不形諸文字。口授是用言語講解道理、功法，而心傳則不用言語，直接用心意相通傳達。有一回，師兄弟們聆聽師父上課，師父突然停住不講，瞧著一位資深的師兄，過了一會兒，師兄說：「懂了。」原來師父已將一套功夫心傳給師兄，因為師兄的功力夠高，這套功夫只有他學得來，所以師父只傳給他。明師常依徒弟程度因材施教。古代的師父在授徒時，也常「明教命功，默傳性功」。

名師不一定是明師，修道的老師跟其他的老師不一樣，也許沒有高等的學歷，也許沒有顯赫的頭銜；也許老師淡泊名利，不多交際以提高知名度，我們必須抱持尊師重道的心情善加觀察，否則遇師不覺就太遺憾了。

05 老子所言「柔、弱」的涵意

反者道之動，弱者道之用。
——《道德經》

老子是道家之祖，他留下來的五千言《道德經》有許多形上學的內容，極為玄奧難解，令後代子孫讀來如墜五里霧中。近年來，兩岸學者對於《老子》、《莊子》的研究，已漸漸從純哲學性和寓言式的解讀方式，擴展到神話意象與哲理概念之間的互詮關係；因為學者們發現，老莊的哲學概念和命題大都源自神話的原始思維和母題，但是此一說法值得商榷，我認為，老莊哲學並非神話思維，而是源自老、莊本身修道經驗的引伸與譬喻。

我們在這裡擷取了書中一小片斷做為切入點，試著窺探《道德經》全書的基本精神。在《道德經》裡面，「柔」、「弱」這兩個字貫穿全書，可說是老子思想的主軸。但是，歷代學者在解釋這兩個字的時候，常常觀字思義，將它解釋為「軟弱」、「謙卑」、「處下」，將老子哲學定義為「弱勢思維」（inferior thinking），以致在解讀《道德經》時，常造成前後文義無法自圓其說的窘境。

其實，老子所說的「柔」、「弱」，與字面上的文義大有差別，現在我們就以第十章的「專氣柔致，能如嬰兒乎」及第五十二章的「見小曰明，守柔曰強」這兩句為例，來解析「柔」、「弱」的涵義：

在解析這兩個句子之前，首先我們要瞭解老子所說的「道」是什麼？老子對於道的描述出現在第二十五章：「有物混成，先天地生。寂兮寥兮，獨立不改，周行而不殆，可以為天下母。吾不知其名，字之曰道。」天地萬物是有形的物質，而「道」在天地萬物出現之前即已存在。

再進一步解釋，第四十章：「天下萬物生于有，有生于無。」以及第四十二章：「道生一，一生二。二生三，三生萬物。」根據以上兩句的說明，可知「道」即是萬物尚未形成之前的「無」，老子描述道的形狀是「寂兮寥兮」，是空虛無形的；是「周

行而不殆」，是運動不休的；並且是「為天下母」，是天地萬物創生的源頭。

對於老子的理論，具有修道背景的學者的解讀才是正確的，例如：《管子．心術上》說：「虛而無形謂之道。」黃元吉《道德經講義》解釋說：「鴻濛未兆之先，原是渾渾淪淪，絕無半點形象。」《列子》也說：「夫有形生於無形，則天地安從生？故曰：有太易，有太初，有太始，有太素。太易者，未見氣也；太初者，氣之始也；太始者，形之始也；太素者，質之始也。」以上這幾段話，即在為老子天地萬物創生的理論做註解。

「道」既然是無形的，為什麼老子說它「有物混成」呢？這就是佛家所說的「空中妙有」，《金剛經》云：「名為真空，實非真空，是名真空。」《阿彌陀經》也說：「覓之了不可得，而不可言其無。具造百界千如，而不可言其有。」「空」雖然一如老子所說的「視之不見，聽之不聞，搏之不得」，但它不是一無所有，老子說的「有物混成」，即是形容在天地萬物尚未創生之前、宇宙「空中妙有」的狀態。

「空中妙有」的原理，現代科學家也已證實。一九四八年，荷蘭物理學家亨德里克・卡西米爾（Hendrik Casimir）提出所謂的「卡西米爾效應」（Casimir effect），根據量子場論解釋「真空不空」觀念：即使沒有物質存在的真空仍有能量漲落。真空中實際上充滿了粒子與反粒子對，忽現忽滅，這些訊號被稱為量子波動（quantum fluctuation）。

《老子・第二十一章》說：「道之為物，唯恍唯惚。忽兮恍兮，其中有象；恍兮忽兮，其中有物。窈兮冥兮，其中有精。其精甚真，其中有信。」即在形容量子波動的現象。肉眼看不到的粒子如分子、原子、電子、中子等，物理學家將這些人類感官不能直接觀察的粒子稱為「微觀世界」。老子所觀察的「道」中有精、有信，即是宇宙中的能量粒子，可見老子具有微觀能力，而佛家所說的「一砂一世界」、「佛觀一杯水，十萬八千蟲」也都是微觀所見。

《莊子》說：「通於天者，道也。」佛、道的先知都與宇宙的訊息相通，道家的「成道」，佛家的「開悟」，其實就是開啟了宏觀及微觀的能力，明白宇宙的真相。

瞭解了「道是無形的宇宙能量」這個觀念，我們就可進一步解析老子所說的「弱」字是什麼涵意，《老子・第六十五章》說：「玄德深矣遠矣，與物反矣。」玄

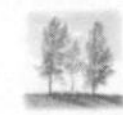

德即是道，道是無形的能量，與有形的物質是相反的。美國物理學家卡普拉（Fritgof Capra）認為：中國的「道」與現代物理學中「場」的概念十分相似。

老子將能量與物質做為正、反兩面來解釋。第四十章又說：「反者道之動，弱者道之用。」能量是「正」，物質是「反」，「反者道之動」指的是道的運動可以從無形的能量變為有形的物質，亦即能量與物質可以互相轉換，這就是《心經》所說的「空不異色，色不異空」。而「弱者道之用」這一句的「弱」是在描寫道的性質是柔和的能量，所以不可以解釋為「個性柔弱」。

《老子．第五十五章》說：「心使氣曰強，物壯則老，是謂不道。」用心操縱的能量是物質性的精氣，精氣有火氣、有動力，所以是「強」，精氣使用過度則衰疲，並不是道；而在清靜無為的情況下，所產生的能量是先天炁，先天炁無火氣、沒有動力，所以是「弱」。精氣就是孟子所說的「無暴其氣」的氣，它是躁動的、剛強的。當精氣變化為先天炁，即是由剛強轉為柔弱。經過上文的說明之後，就可以解析我們提出的兩個例句了：

一、專氣柔致，能如嬰兒乎

《黃帝內經》：「嬰兒者，其肉脆血少氣弱。」古代兒科著作《顱顖經》：「凡孩子三歲以下，呼為純陽，元氣未散。」嬰兒為純陽之體，亦即嬰兒的能量尚屬可與天地相通的磁場，《黃帝內經》將磁場解釋為「氣弱」。因此，「專氣柔致，能如嬰兒乎」這一句的本意是：「我們將剛強的精氣聚集、修煉，化為柔順的磁場，就可變成跟嬰兒的能量一樣。」

古今學者大都將這句話解釋為「統攝其氣，就能保持嬰兒一般的天真」，這是不正確的，因為上半句「專氣柔致」既然指的是練氣的方法，下半句的內容必然與氣相關，如果將下半句「能如嬰兒乎」解釋為嬰兒的個性，則上半句講練氣，下半句講個性，上下兩半句是無法類比的，老子不會犯下這種修辭學的錯誤。

二、見小曰明，守柔曰強

《老子·第五十二章》說：「天下有始，以為天下母，既得其母，以知其子。」

萬物皆由道生，母是宇宙能量，子是天地萬物。「既得其母，以知其子」意為既然已經觀察到宇宙的能量，就能知悉天地萬物構成的原理。能量是微觀粒子，能夠觀察微觀的道體，即是「見小曰明」。《呂氏春秋・重言篇》記載：「聖人聽於無聲，視於無形……老聃是也。」即指出老子可微觀「道」的內容。

現代物理學中，量子力學是微觀世界的理論，用來描述粒子、原子和分子；美國哥倫比亞大學的物理學家格林恩（Brian Greene）在其名著《優雅的宇宙》一書中提到：量子力學「提供一個理論架構，讓我們理解最小尺度下的宇宙」。我認為，老子說的「見小曰明」，可說已觀察到最小尺度下的宇宙。

接著，一個人若能經過修煉，變化己身能量與宇宙磁場同類，就能像孟子一樣「善養浩然正氣」，天地浩然正氣即是天地磁場，修行人利用守中抱一的方法修煉，可與天地磁場共振，不斷加強己身磁場，所以說「守柔曰強」。

宇宙中蘊藏著無窮的能量，萬物都是由能量（氣）構成的。我們的肉眼看不見精微能量所構成的場。老子久經修煉，道行是很高的，老子說：「故常無，欲以觀其妙。」他看到宇宙場的存在如同看見物質一樣的清楚，他想告訴世人宇宙的奧妙，但古代科學不發達，當時尚無能量的物理名詞，老子無以名之，勉強稱之為「道」。後代學者無法體會老子的境界，只照著字面解釋《道德經》，常易陷於臆測，與原意相去甚遠。

06

我讀《因是子靜坐養生法》

用后天之濁精，煉成真精，成真一之氣，從尾閭、夾脊、玉枕，打開三關。

——王禪祖《道鍾警明》

很多人都讀過《因是子靜坐養生法》這本書，但是它的內容究竟對修習靜坐的人能夠產生多大的幫助？現在就讓我們來談談這本書。

蔣維喬的這本著作被喻為靜坐養生的第一本書，一九一四年由商務印書館出版之後，引領全球靜坐風潮百餘年，至今已經再版三十餘次，評論這本書的相關著作也很多；此外，弘一法師、南懷瑾、饒宗頤、沈昌文、章乃器等名家都認為這本書為修煉養生的祕寶，大力推薦，因此，凡是學習靜坐的民眾幾乎人手一本。

蔣維喬能夠寫出眾所歡迎的靜坐寶典，不禁讓我們好奇的想一探他的學道過程：蔣維喬生於一八七三年，二十歲時中了秀才之後，開始進入清朝的常州府學工作，有機會研究西學著作；後來進入教育界擔任教員，並在商務印書館參與編輯教科書、《辭源》、《東方雜誌》等業務。一九二二年蔣維喬擔任江蘇省教育廳廳長，後來又擔任南京國立東南大學校長、教育部參事、上海光華大學哲學教授等職。

一九一七年，蔣維喬認識了浙江海鹽縣的財政部會計司長徐蔚如，受自幼信佛的徐蔚如影響，蔣維喬開始研究佛學。綜觀蔣維喬的經歷，唯有這件事與修煉稍微扯得上關係，換句話說，蔣維喬一生並無其他「拜師學道」的過程。

南懷瑾在《靜坐修道與長生不老》一書中說：「因是子靜坐法所說的氣機發動和氣脈流行，只是蔣維喬學習靜坐的現象和經驗，不可以偏概全，視為定則，認為人人必會如此，如果依照因是子靜坐法學習靜坐，必定弊多益少，適得其反。」

我贊同南老師的說法。蔣維喬自己也在書中說：「腹部震動之理由，以及氣何以能循脊骨上行，自頂復下返於臍，頗深奧難解。」又說：「古人所謂培養丹田、開通三關之說，未之深信，有一天丹田突然震動，身體為之動搖，此後的第二次、第三次

震動所產生的各項變化，也都是在自然的情況下產生的。」可見蔣維喬靜坐是「氣練人」，而非「人練氣」，他對於自己練功所發生的現象，也是知其然而不知其所以然。

換句話說，蔣維喬的靜坐只有現象，沒有理論、沒有功法，所以他說：「余以此術癒病，友人多知之，頗具就而求斯術者，然習而有成者千百中獲一二人耳。」蔣維喬靜坐的方法是「凡入坐時，一任自然」，沒有清楚的功法步驟，無法從ＡＢＣ學起，並不是每個人都學得成的。

因此，若想達到維喬靜坐的境界，必須具有特殊體質，也即俗謂的「上根利器」，這種人只需上座靜坐，自然產生變化，不需什麼「心法」；但是大部分的人依法靜坐，即使坐得再久，身體仍是毫無動靜，如果這時心急求進，胡亂行氣，揠苗助長，反而會釀成禍害。

這種情況社會上頗為常見，有些人自行開宗立派，但卻是個不折不扣的「一代宗師，雖然他自己有特殊的機緣修得好功夫，但是授徒沒有理論、沒有功法，因而難以複製與傳承。

蔣維喬靜坐時，在短暫的時間內，自然開關展竅、運行周天，一般人並不會產生這種現象。運行周天必須打通後三關，亦即尾閭、夾脊、玉枕，這三關是身體天然生成的「防禦機制」，為的是防止火氣從後背上升，傷及腦部。《修真圖》云：「玉枕關……此關緊，陽神守，至必用陽炁，方能沖通。」王禪老祖《道鍾警明》也說：「用后天之濁精，煉成真精，成真一之氣，從尾閭、夾脊、玉枕，打開三關。」以上這兩段話都指出：必須經過長期修煉，將身體的氣場變為真炁之後，才可以打通後三關，如果讓未經精煉的火氣冒然上背，將受阻於後三關，可謂禍害無窮。

我在讀高中的時候，曾經到書局買了一本氣功書，就自行練起功來，練了不久，氣就卡在背上半途，好幾年吃盡苦頭，因此，沒有明師指導，道聽塗說的修煉方法似是而非，貿然練習未蒙其利反受其害，練功的人不可不慎。

07

道家典籍中揭示的修道SOP

人若根源牢固，呼吸之間，可奪天地之正氣。

——關尹子

清朝有個才子名叫紀昀，字曉嵐，生於雍正二年（西元一七二四年），乾隆年間官至禮部尚書，曾任《四庫全書》總纂修官。紀曉嵐學富五車，但他不重著述，「隨手散失，並不存稿」，只流傳《閱微草堂筆記》、《紀文達公遺集》兩書，除了在大興文字獄的清朝明哲保身之外，他認為自己的作品超不過古人，故不輕言著書。

紀曉嵐認為天下的理都被古人說盡了，我們只要加以理解、研究就夠了，同樣的，中華民族歷史五千年來，修道的人不計其數，著書立說的道家前輩亦如過江之鯽，《正統道藏》這部中國道書的總匯集，是歷經唐、宋、金、明四代帝王組織編纂起來的，卷帙浩瀚，工程巨大。但在這部五千四百八十二卷的藏書中，照理說，先人悟透道理，實修實證，應該早已整理出一套SOP，後代子孫想要修道的人只要照著SOP進行即可。中華後代學者「談玄論道」的人不計其數，其論點是否能夠超越古人？

許多人問我，修道如何入手？修道到底有沒有清楚易學的SOP呢？在所有的道書裡面，似乎沒有任何修道家對「練精化炁，練炁化神，練神還虛」這個道家練氣公式提出異議。現代人研究科學，例如物理學、化學，總是必須先學一大堆的公式，那是已經證明的理論及步驟；既然以上這個道家練氣公式受到公認，我們學道修道遵循這個SOP就是最好的途徑。

除了上述的道家練氣公式之外，讀遍道家典籍，其中談論最多的是「呼吸吐納，意守丹田」這八個字；可以說，這八個字就是修道最正統的心法，只是大多數的人不明白實修方法。有謂「道法三千六百門，人人各執一苗根」，有些人由於因緣際會突然得道，某些師父可能是由一個特殊的角度切入，但是這個角度只適合他個人，當他把這個方法傳授給弟子的時候，弟子卻怎麼也學不好，因為修道若不從SOP練

起，很難保證可以學成。

換一個角度而言，即使面對「練精化炁，練炁化神，練神還虛」這個公式，大多數想修道的人還是無從下手。究其原因，總是在一開始就遇到了困難——這個公式的第一個步驟便是「練精」，但是，練精如何進行呢？

《黃帝內經》說：「人始生，先成精。」又說：「夫精者，身之本也。」可見人體本來就有精，但是人體的精非常微弱，並不足以用來修行練精，《莊子外篇．至樂》說：「精也者，氣之精者也。」《古文參同契》也說：「元氣之積厚而精英者，稱為元精。」意思是精是氣的精華，所以修道人透過採藥攝精、積氣養精等方式得到氣的精華，做為修煉的初始材料，此即練精的原理，亦即修道的入手方法。

《老子河上公章句》說：「天道與人道同，天人相通，精氣相貫。」人有精氣，天地也有精氣，天人的精氣是可以接通的。自古以來的練精之術，以關尹子的方法最為簡便，關尹子本名尹喜，《莊子．天下篇》論古之道術，以老子與關尹子並述，道家稱尹喜為文始真人。關尹子說：「人若根源牢固，呼吸之間，可奪天地之正氣。」又說：「吸氣以養精。」可見呼吸吐納就是在「練精」攝取天地的精充實人身的精，莊子及《黃帝內經》都曾說明「氣以充身」的道理，呼吸吐納就是修道最簡便有效的入手方法。

根據上述的原理，我在前一本著作《氣的原理》一書中，在古傳道家「練精化炁，練炁化神，練神還虛」這個練氣公式的前面，加上一句「練氣化精」，其目的就在指出「練精」的前導步驟，讓這個公式由入手到進階，理論更加完整。

但是，有了理論，最重要的是實修實證。呼吸吐納人人都會，但其中的心法巧妙各有不同，無人指點，很難窺其堂奧。我們要復興中華文化，與其談論高深的道理，不如研究修道的實踐方法。如果能夠整理出一套簡單易行的ＳＯＰ，讓想要修道的人有所遵循，道家文化才能紮下堅實的根基，成長茁壯。

08 氣功與丹道之異同

凝神調息，調息凝神，八個字即是下手功夫，須一片做去，分層次而不可斷乃可。

——張三豐《道言淺近說》

有人問我，氣功與丹道有什麼區別？練氣功和修丹道何者較好？這個問題回答起來頗費唇舌，基本上，練氣功為的是健康長壽，屬於修命的範圍；修丹道為的是提升性靈，屬於修性的範圍。古代全真道的南、北二宗有修命、修性的論辯，我們就藉著二宗的觀點來說明氣功與丹道的關係。

南宗「先命後性」，北宗「先性後命」，這是歷代學者概定南北二宗丹道的分野。後人修煉，有人採用「先命後性」，有人採用「先性後命」，彼此爭論不休，到底何者正確呢？

南宗創始人是北宋的張伯端，南宗「先命後性」的理論比較沒有疑義，因為它就是道家練氣公式「練氣化精，練精化炁，練炁化神，練神還虛」的實踐，由精↓炁↓神的練化程序，即是將「命」的粗濁能量練化成「性」的精純能量，張伯端在《青華祕文》一書中說：「先性則難用功，先命則有下手之處。」所以他主張漸修而見性，叫做「以命取性」，南宗的理論，明白易解。

北宗創始人為金朝王重陽，北宗主張的「先性後命」未免有點讓人困惑，性功是屬精神的，一個普通人想修道，如何從虛無空幻的精神修起？如何掌握它的修煉步驟？

國立師範大學教授黃鴻文寫了〈全真道「先性後命」的內外因〉一文探討這個問題，黃教授說：北宗之所以會有「先性後命」的傾向，在於其歷史背景之外因與義理之內因。外因是北宗處在金元之際，講求磨練心性的性功，有其求全於動蕩時代之苦衷；內因是北宗受到佛法的影響，認為必須先修「明心見性」，擺脫世俗的干擾及欲望的牽絆之後，再從事命功的實踐，進而煉就身心合一的境界。

黃教授所說的北宗「擺脫欲望，磨練心性」，其實是「心性的修養」，這是修心，而非修性。修道的修性，指的是靈性的修煉，亦即忘卻身體，進行能量提升的功夫，修心與修性是兩回事，許多人將「修心」誤為「修性」，兩者不宜混為一談。總之，修性並非「心性的修養」，而是「靈性的提升」，靈性的提升即是能量的修煉與變化。

王重陽《重陽真人授丹陽二十四丹訣》說：「賓者是命，主者是性。」重陽祖師主張「性成何愁命不立？」但他所指的「命」並非肉體的長生，他說：「欲永不死而離凡世者，大愚不達道理者也。」他指出一個人想保持身體不死而能夠離開世間，絕無此理。他認為道家養生是養法身而非肉身，他說：「法身者，無形之相也。不空不有，不下不高，非短非長，用之則無所不通，藏之則昏默無跡。」所以王重陽認為超凡入聖的含義不是肉體長生，而是「身在人間而神遊天上」。

王重陽主張的先性後命強調「識心見性」，與佛家的「明心見性」相當接近，顯見深受佛教禪宗思想的影響。王重陽和七大弟子均以苦行著名，馬丹陽過午不食，並誓死赤足，夏不飲水，冬不向火。王處一曾在沙石中長跪不起，膝蓋被磨穿，皮肉見骨；也打赤腳，把食、色、睡看作修道的妨害，這種修法也接近佛家的持戒與苦修。

但是，北七真後來傳道也不全然用老師的方法，例如邱處機《長春語錄》說：「吾宗前三節，皆為有為功夫，命功也；後六節，乃無為妙道，性學也。三分命功，七分性學。」邱祖的功課雖然性功的比重較大，但是「前三節皆為有為功夫」，顯示他還是主張「先命後性」，認為修行必須先求健康長生，再做明心見性的功夫，龍門派的後代傳人也都遵循邱祖的修法。至於王重陽另一個弟子郝大通所說的「欲入吾教先要修心」，其實只是修煉前的靜心功夫，非屬修性的範圍。

譚峭《化書》云：「道之委也，虛化神，神化氣，氣化形，形生而萬物所以塞也。道之用也，形化氣，氣化神，神化虛，虛明而萬物所以通也。」這句話指出宇宙虛實互化的兩個方向：「道之委」是宇宙由虛化實、由無到有的順向演化；「道之用」則是宇宙由實還虛、由有到無的逆向演化。修道的方法，是以我們的身體為出發點，屬於「道之用」的領域，因此修道必須從修命開始才是正確的方向，呂祖也說：「只知性不知命，此是修行第一病。」因為身體一旦壞了，修性也失去了依據。

有謂「命功靠師父，性功靠自悟」，修命功必須進行身體的各種修煉，其中的許多方法都必須師父啟蒙及指導，否則無法知道訣竅；而修性功卻不以身體為基礎，

老子說的「為道日損，以至無為」，意指修性時感官六識已不用事，就如《大方廣佛華嚴經》所說的「開口便錯，動念即乖」，六祖也說：「何期自性能生萬法。」這時師父幫不了什麼忙，只有在無為的狀態下入靜入定，靠自己開悟，故《金剛經》說：「說法者，無法可說，是名說法。」

在修命的過程中，不論呼吸吐納、導引行氣、溫養守竅，都需耗費漫長的歲月，也會遭遇重重的難關；修性的境界則輕安舒適，大都不願回頭重做整理身體的苦差事，因此，「先性後命」的修法在歷代道家之中甚為罕見，明初道士王道淵說：「丹家妙用，以有為為首，無為為終。」

張三豐《道言淺近說》：「凝神調息，調息凝神，八個字即是下手功夫，須一片做去，分層次而不可斷乃可。」南宗三祖薛道光在《復命篇》也說：「昔日遇師親口訣，只要凝神入炁穴。」以上這些調息、守竅的下手功法，都是修煉命功的手段，可見「先命後性」才是修道的主流。

在實修上，氣功與丹道最大的區別在於：氣功用後天氣，丹道用先天炁。

戰國時代名醫扁鵲《難經》說：「氣者，人之根本也，根絕則莖葉枯矣。」說明人靠氣活著，扁鵲這句話中的氣，指的是後天氣，亦即黃元吉《樂育堂語錄》所說的：「夫人之身所以爽健者，無非此後天之氣也。」明白指出增進人體健康必須用後天氣。黃元吉解釋說：「何謂後天氣？即人口鼻呼吸有形之氣。」因為口鼻吸進之氣是「陽氣」，陽氣含有熱能及動能，可以供給身體所需的體力及體溫，維護健康。

但是丹道就不同了，王重陽《五篇靈文》曰：「凝神下照坤宮，杳杳冥冥，而得真炁發生，神明自來。」凝神入靜方得先天炁發生，道家前輩說「炁自天外飛來」，可見丹道所用的先天炁並非人口鼻呼吸之氣，而是採自天地的能量。先天炁不含熱能及動能，其功能不在促進健康，而在於煉化能量、提升性靈。古代道家有些人強調先天炁可用，後天氣不可用，元朝道士陳虛白《仙傳玄機口訣》說：「先天一炁凝而為性，後天一氣結而為命。」修煉應依修命、修性的不同而採用不同的功法。

現代人閱讀古代道家典籍，如墜五里霧中，很難領悟修煉的方法。在廿一世紀的今天，不論是修命或修性，最重要的事莫過於整理出一套簡單有效、四海皆準的修煉方法，讓有志修煉的人立刻上手，免去長期摸索的過程。

練氣功就是修命功，修丹道就是修性功，但兩者是由命入性無縫接軌的，亦即修

道必須性命雙修。修命的重點在「排濁納清」，吸收好的能量，排除壞的能量，讓身體潔淨無瑕、脫胎換骨。既然人身還存在世間，所以一輩子都要照顧健康，即使性功修到很高階段，命功還是不能放棄。命功練得好，年紀大了才能依舊保持青春不老，健康少病。

09 修行的目的

通三才者，一炁耳。

——保一真人李少微

許多人都在修行，若問修行的目的是什麼？最流行的回答是「降伏煩惱，調伏自心」，但這種說法比較像「性情的修養」，而「修行」顧名思義是「修煉的行為」，修煉行為有其目的：修佛要成佛，修道要成仙。

成佛、成仙即是「超凡入聖」，以科學的語言解釋，就是「空間的轉換和維度的變更」。為什麼追求空間轉換和維度變更是修行的目的呢？因為人與佛、仙最大的不同，即在所處的空間與維度不同；人們活在世上，只約七、八十年的壽命，人死了之後，變為靈魂，必定要轉換空間、變更維度。莊子說：「氣聚為生，氣散為死。」人

生只緣於氣的聚散，終究會消失，它只是一個幻相，故人生為「假」；而靈魂長存不滅，故靈魂為「真」。修道又名「修真」，即是利用有限的人生，追求靈魂的永恒，此謂之「藉假修真」。

人們活在世上，並不知道「空間的轉換和維度的變更」是怎麼一回事。喬治・柏克萊（George Berkeley）是愛爾蘭哲學家，與約翰・洛克和大衛・休謨被認為是英國近代經驗主義哲學家的三位代表人物，美國加州的柏克萊市、柏克萊大學即是以他而命名的，他說過一句話：「人們只能感知其所感知的。」人們只知眼前所見，無法得知生命另有其他的存在形式。易言之，人們並不明白生命的真相，只是在短暫的人生中渾渾噩噩地活著。

我們所在的三度空間，是以物質的形態存在，而異次元的其他空間，則是以能量的形態存在，透過修行，可以溝通物質及能量之間的不同空間。修行的次第分為許多階段，最重要的關鍵在於「將自身能量與宇宙能量連通」。現代社會，瑜伽甚為風行，我們就以瑜伽修行為例，在《一個瑜伽行者的自傳中》一書中，我們就可以看到大師們運用能量的情形；此外，長生學的創始人達夕拉・那諾達（Dasira Narada）也曾提供他的修行經驗，他於一八四九年生於錫蘭，是錫蘭的望族，曾獲得哲學博士學位，從政府機關退休後便進入深山潛修，於靜坐中領悟了宇宙能量進入人體、對人體產生共振的原理。

他體證了宇宙電能與人體電能相結合的現象，人們即可藉由深呼吸與靜坐吸收宇宙能，將之轉化為身體的生物能，並打通身體穴道，使人體成為宇宙能的導體，不但可以自醫自療，也可以為他人治病，因而發明了「長生學」，推展至世界各地。

達夕拉．那諾達認為宇宙是一個有無限能量的大磁場，人體則是個小磁場，此一主張與道家所說的「天地大吾身，吾身小天地」不謀而合。透過修煉達到一定的境界，宇宙能量便可直接進入人體，使人體成為宇宙能的導體。禪宗六祖說：「吾有一物，上柱天，下柱地。」唐朝道士施肩吾說：「天人同一炁，彼此感而通。」同朝保一真人李少微也說：「通三才者，一炁耳。」三才即是天、地、人，當人的能量轉化成為與天地相同的能量時，便能與天地連成一氣，達到天地人合一的境界。

達夕拉．那諾達之所以得道，在於他「進入深山潛修」，在《大師在喜馬拉雅山》這部書中，該書作者即曾在叢山之間參訪了一百二十餘位印度大師。中國古代的修道人大都也是進入深山修煉，例如王重陽於終南山自鑿「活死人墓」獨居其內，其七真弟子也都有進入山洞修煉的經歷，最小的孫不二是女生，因為不方便住山洞，只好在家裡用高牆把自己圍起來。現代人生活忙碌，入山修行已不太可能，但瑜伽大師說：「小房間也可做為修行的岩洞。」我住五指山，自一九九五年退休之後，每個月只下山繳帳單、購物一、兩次，其餘時間足不出戶，把書房當岩洞，清靜修煉，幾年下來，悟出了不少功夫。

《黃帝內經》說：「人生有形，不離陰陽。」人體是由陰陽兩氣合成的，但陰陽合成的結構會隨著成住壞空的演變而瓦解，修行即在改變此一現狀，《太上養生胎息氣經》說：「無極在太極之先。太極雖有一炁，無陰陽動靜，所謂鴻蒙未判之時也……未分陰陽動靜也。是名道炁，亦名先天炁。」人們如果懂得修煉，將身體的能量變化成與天地同一性質的先天炁，即可源源不絕補充生命的能量，擺脫成住壞空、陰陽瓦解的趨向，而獲得長生。

《華盛頓郵報》科學作家倫斯伯格（Boyce Rensberger）在《一粒細胞見世界》一書裡就提到，在「不斷引入外界能量」的條件下，細胞是可以不死的。練氣的人如能變化自身的能量，與宇宙能量連通共振，全身細胞得能不斷充電，此種「餵養細胞」的方法，即可不斷延長細胞的生命。

達夕拉·那諾達所體驗的宇宙能，即是道家經典所說的「先天一炁」。風行全世界的超覺靜坐（TM），被認為是一種能使人增加能量、促進健康的鍛鍊方法，該會的美國分會負責人麥克·費屈曼（Michael Fischman）寫的《永恆的快樂》（*Stumbling Into Infinity*）一書中，敘述了他跟隨上師古儒吉修煉的經過。古儒吉的上師是瑪赫西，瑪赫西的上師是古魯德夫，根據書中的描寫，這幾位一脈相傳的上師都具有超乎常人的振波及能量。可見瑜伽的奧義，與佛家、道家的修煉殊途同歸，離不開能量的修煉。

總之，人體的能量性質必須與天地同一，才能成為宇宙能量的導體。如何將身體能量變化為磁場呢？中國道家即利用各種「心法」加以鍛鍊，循著「練氣化精、練精化炁、練炁化神」的步驟，一步一步轉化、提升身體的能量。

葛洪在《抱朴子》說：「非長生難也，聞道難也。」即使在古代，想要遇明師聞真道，都要靠福分，何況在廿一世紀的現代？而且，真道有時候聽起來不怎麼「科學」，唯有敞開心靈，拋棄成見，才不致錯過改造人生、超凡入聖的機會。

10 給修煉拙火瑜伽者的幾點建議

當脈輪運作正常時，每一個脈輪都會是「敞開」的、順時針旋轉的，並從宇宙能量場中新陳代謝特定所需的能量。

——芭芭拉・安・布藍能（Barbara Ann Brennan）

健身氣功班裡有一位學員，以前練過密宗、灌頂練中脈、拙火瑜伽等課程多年，他現在一練功，氣即上沖頭部，造成頭部躁熱脹痛，極不舒服，問我應該如何處理？

修煉拙火瑜伽功法，許多人產生「拙火症候群」，醫學上稱之為「靈性危機」（Spiritual emergency）的一種。修煉拙火瑜伽雖有極少數的人成功，但是失敗的更多，許多人在修煉的過程中被送進醫院。

「拙火」梵文叫做 kundalini，古代印度瑜伽士在修煉過程中發現，人體內有股先天跟隨來的能量潛藏在脊椎底部與會陰相接的地方，該能量像一條捲曲的蛇一樣藏在身體底部，所以又叫它「靈蛇」、「靈熱」，這股能量未經修煉，終其一生都處於潛伏狀態，因此千年以來，許多瑜伽士都努力想要喚醒它，以求得各種能力、福報與智慧。但修煉過程十分艱苦，拙火覺醒時有可能猛烈粗暴，讓修行人痛苦不已。

美國心理醫生李．撒那拉博士（Lee Sannella, MD）在一九八七年出版的《拙火經驗》一書，介紹了很多美國人修持的經驗，他在序言中描述了修持者的情狀：

在暗室中有人獨坐著，他全身肌肉痙攣，無法描述的感受和尖銳的疼痛從腳底向上衝，經過背和頸部。他的頭顱好像快爆裂了。他聽到頭裡有咆哮和高亢的口哨聲。他的手發燙。他覺得身體內部被撕裂。

可見修煉拙火瑜伽的過程可能會遭受極大的折磨。

在美國，每年有五千到六千人罹患拙火症候群；在日本及世界各國，也有許多人罹患此症狀，產生頭痛、失眠、心神不安、甚至伴隨幻聽或幻覺的現象，甚為痛苦，因此有人認為拙火瑜伽是一種相當危險的修行方式。

修煉拙火瑜伽的方法，首先要喚醒海底輪的拙火（靈熱），然後由下而上逐一打開七個脈輪，這種修法，與道家先修下丹、再修中丹、後修上丹的方法有異曲同工之妙。為什麼有些人修煉拙火瑜伽會失敗呢？我認為關鍵之處在於：

一、**缺乏能量層級觀念**：人身為什麼要分七輪？因為每一個脈輪的能量性質不同，喚醒海底輪之後，再修生殖輪，然後修臍輪，依此類推一輪一輪往上修，以至於頂輪。為什麼要依照這個順序呢？因為越居下方的脈輪其能量越趨近物質，越居上方的脈輪則越趨近靈質。

瑜伽書裡面提到一個觀念：「靈熱可以轉化粗糙的身體成為精細。」既然名為拙火、靈熱，可見其元素為火氣。下方脈輪的能量是粗糙、躁熱的，而上方脈輪的能量是精細的、溫和的。道家認為，頭部乃是神的居所，粗糙的精氣帶有火氣，不可上頭，否則將頭昏腦脹，相當痛苦。

美國科學家芭芭拉．安．布藍能（Barbara Ann Brennan）《光之手——人體能量

場療癒全書》說：「當脈輪運作正常時，每一個脈輪都會是『敞開』的、順時針旋轉的，並從宇宙能量場中新陳代謝特定所需的能量。」總之，身體的能量分為許多層級，必須一層一層往上修，如果沒有先打開下方的脈輪，調整成為容易傳送能量的狀態的話，能量就會停滯不前，使得拙火無法順利循環，因而造成「拙火症候群」，產生頭痛、失眠、心神不安，伴隨幻聽或幻覺等現象。

《勝王瑜伽經》說：「修行成功，此後不再受二元性的干擾。」天地萬物皆由陰陽合成，所以稱為二元，以道家的說法而言，二元性是陰陽合成的「精」，精含有火氣，火氣過多則難以控制，這就是道家所說的「養氣如養虎」；一元性是「先天一炁」，性質為純陽，炁沒有火氣，所以炁多無礙，這種氣，孟子說「直養而無害」。練習拙火瑜伽守海底輪、最初用的是有火的精，必須能量轉變為炁之後，才能逐一守上方的脈輪，直到心輪敞開，就可擺脫陰陽二元性的干擾。

畢業於美國耶魯大學醫學院的精神科醫師李．桑尼拉（Lee Sannella），在加州灣區開業，並於一九七四年命名醫院為「拙火診所」，前來該診所求診的患者，常有身體痙攣和呼吸不順的症狀，此即修煉拙火瑜伽者的身體的精氣尚未轉化，亦即身體的電流過強造成肌肉緊縮的現象。

許多人在練習拙火瑜伽時，利用腹式呼吸沿著脈輪由下往上鼓蕩氣息，結果身體出現各種偏差。在能量尚未轉化之前，不可以貿然往上進階鍛鍊上方的脈輪，必須能量轉化之後才可往上修行，否則禍害無窮。至於能量轉化需要多久時間呢？依個人體質狀況的不同，時間有長有短。

二、**修煉順序錯誤**：瑜伽的修煉，是以由下往上的順序來活化脈輪，但是，「下」的位置如何判定呢？確實的方法是：「從雙足雙腿到體內海底輪處能生起『風壇城』，就是從足底湧泉穴引能量到海底輪，將海底輪打開。」讓海底輪經由足底接地，海底輪的拙火與地裡的陰電連接，即可達陰陽平衡的狀態，氣功「提陰竅」的功法即在接通地電，以求陰陽平衡，獲得「安全的能量」。

如果不接地即移守上方脈輪，導致過盛的火氣上升，即容易引火燒身。最糟糕的是，守海底輪發動拙火，火曰炎上，火氣常會自動上浮而難以控制，產生種種禍害，所以修行人還必須學習不讓火氣上升的功法。本文僅就修煉拙火瑜伽容易出錯之處略加分析，提供給修煉者做為參考。

11 孟子養氣論充滿道家思想

其為氣也，至大至剛，以直養而無害，則塞于天地之閒。

——《孟子》

二〇一六年五月某日報載，中國公佈「十二五」教育部規劃課題《傳統文化與中小學生人格培養研究》，推動人民從小紮根學習中華傳統文化的計畫，在此計畫中，「孔孟之道」當然是重點課程，孔子的學說明白易懂，倒是孟子有些難解，現在我們就來談談孟子。

孟子與孔子並稱「孔孟」，同為儒家的代表人物。但在中國思想史上，「思孟學派」經常產生爭議，原因是後代學者在注解《中庸》、《孟子》時，一旦遇到難解的地方，往往根據自己的想法加以臆測，以致失去了思孟學派的真實面貌。

孟子曾就學於子思的門人，與子思有師承關係，所以子思與孟子被稱為「思孟學派」。《荀子．解蔽篇》指出：子思《中庸》所說的「天命之謂性，率性之謂道」的理論，與道家思想非常接近，孟子繼承子思的思想，因此，《孟子》一書同樣具備了道家的內涵。

朱熹作《四書集注》，是集北宋理學之大成者，但他表示《孟子》一書「尚多所疑」，尤其覺得養氣、論性二章「義尤難明」。究其原因，是因為朱熹沒有修道，他用儒學的方法來研究孟子，自然難以瞭解孟子的「道」。孟子談氣的言論，出現在〈公孫丑上〉這一篇，現在就讓我們來一一檢視：

一、夫志，氣之帥也；氣，體之充也：首先我們必須明白孟子所言的「氣」為何物，才有辦法瞭解全篇的文義。《黃帝內經》同樣也指出氣可以充身：「真氣者，所受于天，與谷氣併而充身者也。」《黃帝內經》認為能夠充身的途徑有二：一是飲食得來的谷氣，也就是營養；一是透過修煉所受於天的天地真氣（能量），得自「呼吸精氣」，孟子所指的氣顯然屬於後者，意思是：人體就像一個電池，可經由呼吸得來

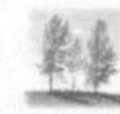

的能量加以充電。

朱熹注解孟子這句時說：「志是氣的將帥，而氣可以充滿於身，是為志的兵卒。」這種解釋有點偏離原意。《孟子》文中的「帥」字，其義為率領、導引；老子《虛無經》說：「意之所出為之志。」《胎息經》也說：「意是氣馬，行止相隨。」因此，心是氣的主宰，「夫志，氣之帥也」這句話應解釋為心意可以引領氣的動向，所以孟子說：「志至焉，氣次焉。」心意所到的地方，氣就跟隨而至。

至於「志壹則動氣，氣壹則動志也」這一句，我認為應作如下的解釋：心與氣是連動的，心神集中時就可以率領氣；而氣集中時，就可以讓心感覺到氣的存在。

二、持其志，無暴其氣：有人問孟子：「不動心有道乎？」所謂心平氣和、心浮氣躁，即在說明心的狀態左右氣的狀態，練氣時必須不動心，氣才能平順，所以孟子回答：「持其志，無暴其氣。」意指唯有保持心志的平靜，身上的氣才不致暴亂。歷代的學者大都將「無暴其氣」解釋為不發怒，那是不合理的，在〈公孫丑上〉同一篇文章裡面，「氣」這個字不可能同時包含能量及情緒兩種含義。

三、我善養吾浩然之氣：有人問何謂浩然之氣？孟子答曰：「難言也。其為氣也，至大至剛，以直養而無害，則塞于天地之閒。」孟子為什麼說難言也？「浩然之氣」塞於天地之間，說明宇宙能量無垠無盡，但無形無色，很難用言語形容。

以現代科學的知識解釋：經由呼吸得來的「充身之氣」是陽氣，有火氣，所以充多了會躁亂；而「浩然之氣」是磁場，是無火氣的，所以「直養而無害」；而且天地之氣無垠無涯，所以至大至剛。一個人經過長期的修煉，當身體的能量轉為磁場之後，即能與天地磁場相應通，這就是《黃帝內經》所說的「人與天地相參也」。

總之，思孟學派有修道練氣的傳承，孟子善養其浩然之氣，可見已有相當高的道行。我們在這兒分析孟子的言論，希望多多少少能夠呈現孟子的真實面貌。

12 守竅的作用

使其心常存於下丹田，久之神氣自住，諸疾不生。

——曾慥《道樞》

南懷瑾老師的《靜坐修道與長生不老》一書在華人世界擁有非常眾多的讀者，學習靜坐者幾乎人手一本。因為我在中國大陸出版了兩本簡體書，所以常上大陸的網路書店關心一下銷售狀況，南老師雖已逝世多年，但他這本書依然長居「氣功類」排行榜的榜首，長年屹立不墜。南老師學涉儒、釋、道，學問博大精深，令人欽佩，各方各界參考這本書學習靜坐的人不計其數，對修行人的影響不可謂不大。

一般人將靜坐的方法分為調身、調心、調息三大部分，南老師這本書針對這三部分做了廣泛的解說，全書的內容，以調身的部分講解最為詳盡，對靜坐姿勢的調整鉅細靡遺。至於調心、調息兩部分則偏重佛家方法，其中有些值得討論的部分，我在這兒特別提出道家的說法加以對照，進一步探討靜坐的涵義。

該書第十七章〈守竅與存想的原理〉說：「守竅的方法，是存想的蛻變。」其實，存想與守竅的作用是不相同的，存想又名存神，孫思邈《備急千金要方養性》描述了存想的情形：「想像頭頂上有一片元氣，透骨入腦，下至小腹，四肢百骸、五臟六腑皆受潤澤。」此一方法是存想元氣進入身體，也有人觀想天地山川、日月星辰等，使大自然外景與身體內景相結合，藉以攝取自然界的靈氣；此外，道教在開壇作法的時候則是存想神明，以求靈通，這一類的功法通稱為道家的「存想派」。

守竅則是內丹派的功法，其目的在藉著意守的方法開發穴道。南老師認為，守竅的重點全在一個「守」字，只要能夠精神集中，「守」的作用便達成目的。其實，「守」只是方法，真正的目的在「開竅」、活化穴道，而「存想」的目的在感應外來能量，兩者功用不同。

穴道是人體能量與天地能量溝通的孔道，人初生時，穴道本來是通的，自然可以

與天地連通，但人自出生之後，身體漸漸形成一個防衛性的環狀氣場，以避免外界邪氣、射線的侵入，人體的穴道也漸生阻塞以至關閉。守竅的目的，即在重新開啟穴道，活化與宇宙能量溝通的功能。

「守一」是漢代六朝時道家最重要的一種靜坐冥想法，是最簡單的氣功，也是最難的氣功。道教經典《太平經》說：「子欲養老，守一最壽。」佛家亦云：「置心一處，無事不辦。」守一又稱「抱一」，《老子．第十章》云：「載營魄抱一，能無離乎？」認為養生之道，重點在清靜養氣，其訣在調和身心，精神集中守一不離，久而久之，即能開關展竅，氣若泉源。

道家修煉第一個須先開啟的穴道即是丹田，因為我們的身體唯有丹田部位最適合建立氣場、儲存能量，是練氣的中心。丹田的位置接近現代醫學所稱的「核心肌群」之所在，人體在屈、伸、跑、跳、轉動，甚至吃東西、打噴嚏、咳嗽時，都由核心肌群發力，因此，丹田是身體的力氣之源，想要追求健康，第一步即須開發丹田，讓丹田活化。

張三豐《道言淺近說》：「心置於臍下曰凝神，氣歸於臍下曰調息。」練習呼吸吐納必須氣沉丹田，但這個功法常被西方人譏笑，斥為胡說八道，南老師也認為氣沉丹田是行不通的，他譬喻說：「有個中空的皮球，你把空氣打進去了，希望這股『氣』只停留在這只皮袋或皮球的某處，你能做到嗎？」他認為氣沉丹田是心理作用，而不是真正有氣儲留在丹田。由此可見，南老師從未鍛鍊丹田。

其實，道家及武術家「氣到丹田，氣滿丹田，氣壯丹田」的練功過程，並不是丹田裡真有一個皮球可以把氣裝在裡面，而是利用心意不斷地將能量引導到丹田，在丹田建立一個氣場。「意守丹田」的動作，即是將我們的心電長期駐留在丹田，道家稱為「溫養」。基於電場生磁場的原理，溫養日久，丹田的電場就會逐漸轉化為磁場，此謂「得炁」，道家許多高階功法的修煉，都是由得炁之後開始的。

宋代道士曾慥《道樞．練精篇》說：「使其心常存於下丹田，久之神氣自住，諸疾不生。」丹田穴開啟之後，經過長期抱一守竅，「氣」能夠循著奇經八脈滲透全身，全身穴道亦將一一打開，重新與宇宙能量連通。丹田的能量輸布全身，暢通氣血，讓我們健康長壽。

社會上想藉著學習氣功以增進健康的人很多，對練功的人而言，建立正確的觀念

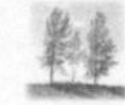

是極為重要的。不論古今、不論膚色，人體的構造都是一樣的，養氣必須鍛鍊丹田，丹田才是健康的根本。在世界上的所有教派中，只有道家注重丹田的開發，而開發丹田的方法，全靠守竅的作用。

13

莊子鼓盆而歌所傳達的生命真相

生也死之徒，死也生之始，孰知其紀？人之生，氣之聚也；氣聚則為生，散則為死。

——《莊子》

莊子是個大氣功師，道行很高，能微觀氣的變化，通曉宇宙之理，但大多數人不瞭解他。朋友惠施對莊子說：「子之言，大而無用。」荀子《解蔽篇》論莊子「蔽於天而不知人」，兩人都指責莊子的學說泥於自然之道，不近人情：司馬遷《史記·老子韓非列傳》也批評《莊子》「大抵率寓言也」、「空語無事實」，照現代的話說，就是「沒有科學根據」。司馬遷又說：「其學無所不窺，然其要本歸於老子之言。」莊子的言論既然與老子相同，罵了莊子，順便也把老子罵了進去。現在我們就來分析莊子鼓

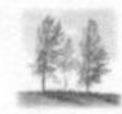

盆而歌的「寓言」，看看是否沒有科學根據？

莊子妻死鼓盆而歌的故事，大家耳熟能詳。妻死而不悲，莊子的理由是：

察其始而本無生；非徒無生也，而本無形；非徒無形也，而本無氣。雜乎芒芴之間，變而有氣，氣變而有形，形變而有生。今又變而之死。是相與為春秋冬夏四時行也。

莊子指出：人的形體是由氣變成的，死了以後不過是形體又變回氣而已，就像一年四季的變化一樣，方生方死，方死方生，清楚的說明了生死轉換的道理。

歷代註解《莊子》的學者，都把這段話解釋為：因為莊子已看破生死，所以對於妻子的死亡抱持豁達的態度，認為生命是因緣和合而生，因緣潰散而亡，無需傷心。話雖不錯，但是儒家看道家的文章，都只看到文字表面，並不瞭解其中究竟。其實，根據莊子原文前後的文義，這段故事所透露出來的訊息並不如此單純，原因如下：

一、當別人責備莊子，妻子死了鼓盆而歌實在太過分了，莊子回答：「不然，是其始死也，我獨何能無慨然？」妻子剛死的時候，莊子本來是很傷心的，後來轉頭一想，才說出「察其始而本無生……」這段話，如果單純以莊子看破生死的理由來看待這段故事，那麼妻死一開始莊子就會鼓盆而歌，而不會產生起先傷心，後來看到死生的演變在眼前出現，因而產生鼓盆而歌這種轉折。

二、莊子這段話最值得注意的，是「察其始而本無生」這句話中的「察」這個字，「察」就是觀察、審視，因此，莊子確實親眼看到了氣變形體、形體變氣的生死轉換過程。

莊子文中說：「而本無氣。雜乎芒芴之間，變而有氣。」「芒芴」即惚恍，莊子用這兩個字描寫氣的變化狀態，與老子所說的「無狀之狀，無物之象，是謂惚恍」如出一轍，更可證明莊子具有老子一樣的觀氣能力。在《莊子》一書中，處處可見莊子由修道原理所引伸的言論。

《黃帝內經》說：「人生有形，不離陰陽。」人身的形體，是由陰、陽兩氣構成的，這個理論，《莊子．知北遊》進一步解釋：「生也死之徒，死也生之始，孰知其紀？人之生，氣之聚也；氣聚則為生，散則為死。」莊子的確知道生死是氣的聚散，而不只是哲理上的生死觀，這才是「鼓盆而歌」這則故事的真正內涵。如果莊子單純只在哲理上看破生死，並未確知生死的過程，就不會說出氣變形體、形體變氣這種歷歷如繪的描寫；況且，如果莊子只是概念上看破生死，並不明白究竟，他也不會鼓盆而歌。

《莊子．大宗師》說：「知天之所為，知人之所為者，至矣！」知人之所為可以透過經驗的歷練而得，但是，知天之所為是何等高超的境界！可見莊子對於「道」的修為是很高的，他與老子一樣知曉天道，知曉生命的原理。我們讀《莊子》，應該試著瞭解其文字背後所隱含的真相。

14 解開莊子「真人之息以踵」之謎

天地與我並生，而萬物與我為一。
——《莊子》

《莊子》這部書中，爭議最多的莫過於「凡人之息以喉，真人之息以踵」這句話了，尤以「踵」這個字最令人困惑，它應該如何解釋？古今學者在注解時各自發揮，眾說紛紜，我們將各家言論歸納起來，大約有下列幾種說法：

一、命門說：明趙台鼎《脈望》：「真人之息以踵。踵者，命門也。其氣息在命門，氣本生於腎，若息於它處，必無是理。」《性命圭旨》也贊同此說：「真人呼吸則直貫明堂而上，至夾脊而流入命門。」

二、氣海說：《胎息經》：「凡人呼吸與真人呼吸有殊，凡人息氣出入於咽喉，

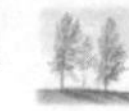

真人息氣於氣海。」

三、陰竅說：近代道教學者陳攖寧說：「息，指內呼吸言；踵，指奇陰八脈中之陰竅脈而言。」中國近代國學教授胡遠濬《莊子詮詁》亦持相同意見。

四、深靜說：唐代道士成玄英說：「真人心性和緩，智照凝寂。至於氣息，亦復徐遲。腳踵中來，明其深靜也。」歷代學者持此看法的人最多，認為「踵」是深靜的意思，因為《莊子．大宗師》有「其息深深」之句。

五、腳跟說：明代道書《道法會元》：「真人以息為踵，踵者腳根也。上閉則降，下閉則升，須要踵以息。」

六、胡說：這是現代人普遍的看法，認為用腳跟呼吸是胡說八道，是偽科學。

以上各家的說法，到底誰比較合理呢？現在就讓我們來分析：

一、「凡人之息以喉，真人之息以踵」：凡人用以呼吸的「喉」是人體器官，「踵」也必定指的是人體器官，古人寫文章講求對仗，喉與踵必定同屬器官；而且莊子也不可能寫個「踵」字，卻別有所指，叫後代的子孫瞎猜亂猜，誰猜得到呀？上述有些注家將「踵」字解釋為命門、氣海、陰竅，由於命門、氣海、陰竅是穴道，並非身體的器官，因此這一類的推論是不正確的。「踵」這個字明顯就是器官，並非穴道。

二、「踵」這個字並不專指腳跟，《孟子》：「踵門而告文公。」踵門是用腳走路的意思，因此「踵」不但指腳跟，同時也泛指腳底。因此「真人之息以踵」應該照著字面上的意義，簡單的解釋為「用腳底呼吸」。清代道士閔一得《天仙心傳》：「上窮九天，下極九淵。九天，蓋指頭腦，泥丸是也。九淵，蓋指湧泉，腳底中心是也。」即在說明真人呼吸透過頭頂、腳底，直通天地。

三、莊子說：「其息深深。」人體身高的中點在肚臍，呼吸達到肚臍以下才叫「其息深深」。莊子是大氣功師，必定知道肚臍以下只有兩個部位可與呼吸相連：一是丹田，一是腳底湧泉。如果莊子指的是丹田，他必定會說「真人之息以腹」，他既然用了「踵」這個字，必定指的是腳底。

《莊子．大宗師》：「夫道，有情有信，無為無形。」天地的性質是磁場，磁場視之不見、觸之莫及，但天地能量是帶有訊息、具有意識的，所以莊子又說「獨與天地精神往來」，人與天地是可以溝通的。

《莊子．齊物論》又說：「天地與我並生，而萬物與我為一。」人與天地的性質

相同，才能合而為一，顯見莊子已將身體的氣轉化，成為與天地相同的能量，故能夠與天地往來，因此莊子認為真人呼吸的能量可以透過身體從頭頂、腳底進出，與天地連通，此謂「天地人合一」，這才是莊子的原意。

真人的境界，近代人也有人達到：日本《靈氣療法》的創始人臼井甕男於一九二二年在日本的聖山——鞍馬山——斷食靜坐，到了第三週半夜時，臼井突然陷入無意識的狀態，感到一股強大的能量擊穿身體，與天地形成共鳴、共振。不但莊子有這個功夫，我們在各種文獻中得知，道家、密宗、瑜伽的大師達此境界的亦頗不乏人。

有一回我與朋友喝茶聊天，朋友問：「莊子說呼吸以踵，到底是不是真的？」我將腳擱在椅子上，要他用手掌靠近我的腳底，他立刻驚呼：「你的腳底在吹氣、吸氣耶！」他又不解的說：「奇怪，你穿球鞋，為什麼氣可以穿透？」這就是氣的奧妙。

15 莊周不是夢蝶，而是化蝶

不知周之夢為胡蝶與？胡蝶之夢為周與？周與胡蝶則必有分矣。此之謂物化。

——《莊子》

在《莊子》一書中，最為人們津津樂道的故事，除了「鼓盆而歌」之外，莫過於「莊周夢蝶」這則故事了。每個人都會做夢，莊子做夢有什麼好稀奇的？其實，莊周夢蝶這則故事背後另有真相，現在就讓我們來細細探究：

先看《莊子．齊物論》的原文：「昔者莊周夢為胡蝶，栩栩然胡蝶也。自喻適志與！不知周也。俄然覺，則蘧蘧然周也。不知周之夢為胡蝶與？胡蝶之夢為周與？周與胡蝶則必有分矣。此之謂物化。」根據這段描述，莊子已經將自己夢蝶的這個過

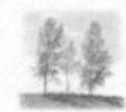

程定義為「物化」，而非單純的「做夢」，物化與做夢到底有什麼不同？

自古至今，注疏《莊子》的學者很多，眾人解釋對於「莊周夢蝶」這則故事的論點大約分成兩派：

一、**一派的學者推論是「覺夢如一」**：如宋代的陳碧虛、趙虛齋，明代的陸長庚，清代的劉鳳苞等，這些學者認為：一個人醒時所見所感是真實的，夢境所見所感是幻覺，是不真實的，但莊子以這個故事表達一個理念：醒的境界與夢的境界都是同一的現象，不可分割。

二、**一派的學者延伸為「生死如一」**：如晉朝的向秀、郭象，唐代的成玄英等，這些學者認為莊子藉此傳達「生死如一」的觀念，比喻不必著重於人與物之間的形式轉化，而是要把重點放在心靈的超越與體悟，也就是說精神超越了形體的限制。

以上兩派的論點，都在探討莊子做夢的人生哲學意義。我認為，古今學者對莊周夢蝶這則故事的言論之所以有分歧，就因誤解「物化」這兩個字，茲分析如下：

一、莊子說：「不知周之夢為胡蝶與？胡蝶之夢為周與？」在這句話中，前半句沒有疑義，是莊子懷疑自己是否在做夢；但是後半句就有問題了，蝴蝶是一種昆蟲，任何人都不知道蝴蝶會不會做夢，蝴蝶的腦袋應該不知道「人類」是什麼東西，更何況牠也不認識莊周，蝴蝶不可能告訴莊周：「我夢到了你。」因此，依照一般的常識，「胡蝶之夢為周與？」這個情形是不成立的。

二、莊子說「栩栩然胡蝶也」，「栩栩然」是描寫蝴蝶生動飛舞的樣子，一般人在夢中所見的景物，只看得到蝴蝶飛舞的狀態，不致產生這種「親身經歷」的感覺，除非你變成蝴蝶本身，揮動著翅膀，在空中忽上忽下，這才符合「栩栩然蝴蝶也」的形容；換句話說，必須你自己變成蝴蝶，才能體會飛翔時「自喻適志與」的愉悅，如果莊周只是在做夢，何以知道蝴蝶本身的感覺？

三、由上文推斷，莊周就在蝴蝶身上，「蝴蝶之夢為周與？」這句話才說得通，因為莊周就在蝴蝶身上，莊周的意識代替了蝴蝶的意識，讓莊周以為自己就是蝴蝶，所以才會產生「不知周也」這樣的懷疑。「俄然覺，則蘧蘧然周也。」本來莊周附身蝴蝶時，分不清你我，當莊周清醒之後才認清蝴蝶是蝴蝶，莊周是莊周，因此有了「周與胡蝶則必有分矣」的認知。

在這則故事裡，「物」是蝴蝶，「我」是莊周，但是莊周就在蝴蝶身上，與蝴蝶化

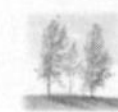

合為一，因為蝴蝶是無法表達意見的，所以蝴蝶的「感覺」是由莊周代言的，因此，這則故事自始至終都是莊周一個人在說話。其實，這則故事即在敘述莊周「附身」在蝴蝶身上的過程，亦即莊周是「化蝶」，而非「夢蝶」，由於蝴蝶的身上載有莊周的意識，「莊周夢蝶」這篇文章才有合理的邏輯。

近代研究莊子之「夢」的學術著作中，香港中文大學愛蓮心（Robert E. Allinson）教授寫的《嚮往心靈轉化的莊子》一書得到高度的評價，被公認為英語世界中莊學研究成就最高的學者之一。愛蓮心教授認為：夢蝶是莊子想像力的虛構物，它的寓意在於「在夢中發生的過程是不真實的，讓一個夢顯得有意義的唯一方式就是從夢中醒來。」總之，對於莊周夢蝶這則故事，學者們都圍繞著「夢」這個字解析其象徵的人生意義，其實，莊子這篇文章只是在告訴我們他附身蝴蝶的經過與感覺而已。

古今中外，附身的情形並不少見。麥可．羅得（Michael J. Roads）所寫的《走出時間之外》一書就描述了附身的狀況。麥可是住在澳洲的一名農人，他在書中描述自己附身在動物、植物上的經驗：當他附身在鹿的身上時，體驗了高速奔跑的快感；當他附身在一片樹葉上面時，清楚感覺到樹葉的盎然生機。

我有一位住在台中的師姊，也曾附身在一隻蝴蝶身上，她經常飛到熟識的朋友家裡，還可以預見朋友將要遇到災難，暗中加以化解，這種情形持續了一、兩年，但她並不知道事情是怎麼發生的，只知道自己的確曾經變成了蝴蝶。

16

瀕死經驗的啟示

從量子物理學的角度出發，有足夠證據證明人死後並未消失，死亡只是人類意識造成的幻象。

——羅伯・蘭薩（Robert Lanza）

「經歷瀕死後，趙翠慧覺得自己最大的改變，就是變得無可救藥地正向，求知慾旺盛，她開始大量閱讀談生死的書，更妙的是，她過去種種病痛，全都消失無影無蹤。」

以上這段文字來自媒體的採訪報導。擔任周大觀文教基金會執行長的趙翠慧因為罹癌，一九九九年從瀕死回到人間之後，她的意識及身體都產生了極大的變化。

類似趙翠慧的事件，印度女子艾妮塔・穆札尼（Anita Moorjani）在近期出版的

《死過一次才學會愛》一書中，也敘述她因罹癌的瀕死經驗，感受到自己與宇宙融為一體，全然被愛所包圍。

有關瀕死經驗的著作及報導很多，瀕死經驗更是林林總總，包括看見光，看見天堂或地獄，看見親人或上帝，以及其他種種超驗現象。二十世紀初以來，伴隨著瀕死經驗案例的累積出現，吸引了來自不同領域的研究者，科學家更認為，這些現象證明了死後生命續存的可能。

瀕死經驗最普遍的描述是：病人在醫院進行手術時，發現自己突然飄浮在天花板上，「目睹」、「耳聞」整個手術治療的過程。以生理學的角度而言，「目睹」必須依賴視覺器官，「耳聞」必須依賴聽覺器官，瀕死經驗的過程，眼睛和耳朵都還在手術檯的肉體上，但浮在天花板上的「靈魂」卻仍然可以看、可以聽，而且還記得醫生護士的一言一行，亦即意識尚有作用，顯示生命還活著。換句話說，人死了以後，雖然沒了身體，生命依然存在，只是「存在的形式」改變了。

佛經云：「萬般帶不走，唯有業隨身。」人都死了，何來的「身」呢？可見這句話中的「身」指的是靈魂。靈魂雖然沒了身體，但是人一生的思想、經驗、善惡、恩仇……等，靈魂並沒有忘記，這些累積起來的經驗與記憶，就是所謂的「業」。人活在世間，看重的是名利；變成靈魂之後，名利已如雲煙消散，但是要承擔「業」所帶來的後果。

美國維克森林醫學院大學教授羅伯．蘭薩（Robert Lanza）指出：從量子物理學的角度出發，有足夠證據證明人死後並未消失，死亡只是人類意識造成的幻象，人在心跳停止時，即物質元素處於停頓狀態時，人的意識仍可活動，就像在生前一樣。

美國物理學家弗雷德．艾倫．沃爾夫（Fred Alan Wolf）寫的《靈魂與物理：一位物理學家的新靈魂觀》則根據量子物理學的基礎，闡明了靈魂、物質、意識之間的關聯，企圖建立一個把靈魂帶入科學的新模式。有些科學家將飄浮在天花板上的生命形式賦名為「有意識的磁場」，這個名稱一般人很容易瞭解：靈魂包含兩個成分，一是意識，一是磁場，這就是靈魂存在的形式。

但是，靈魂的意識與活人的意識有什麼差別呢？這個問題在佛家的經典可以找到答案：活人的意識是「心」，靈魂的意識是「性」，所以開悟稱為「明心見性」。由於人生是短暫的，所以「心」也是短暫的；靈魂是永恆的，所以「性」也是永恆的。

此外，活人的意識是可以隱藏的，笑裡可以藏刀，口蜜可以腹劍，所以許多人利用種種陰謀欺騙別人、陷害別人；但靈魂的意識是無法隱藏的，佛家說「一念三千」，一個靈魂的任何思想，立刻傳遍三千世界，其他靈魂也都知道，無法隱藏。因此，在靈魂的世界裡，物以類聚，善良的靈魂聚在一起，邪惡的靈魂聚在一起，所以有極樂世界，也有極苦世界。

人出生時，靈魂隨之進入人間世界，獲得身體之後，為了爭權奪利，它學會了人間的複雜思想，極易失落本性。人類修行的意義，即在透過各種修行方法重獲純淨的意識。《阿含經》云：「人身難得，猶如盲龜值浮木孔，其事甚難。」人身難得猶如瞎眼的烏龜在海上穿木孔一樣的難，意在提醒人們，活在世上應該把握時光努力修行、淨化自己。

因為靈魂除了意識之外，另一種成分是磁場，而活人的能量是電場，所以修行的另一個任務就是將自身的電場轉化為磁場。因此，意識的淨化、能量的提升是修行的兩大指標，獨修意識或獨修能量，都是不完整的修行方法。道家即認為修道與修德如鳥之兩翼，缺一不可。

以上的瀕死案例給了我們一個啟示：人死後靈魂的意識，重視的是純粹的愛及正向的思想，而人生在世的意識則包含太多污濁惡劣的成分，造成人生無盡的煩惱。佛經云：「萬般帶不走，唯有業隨身。」所謂的「業」，即是種種的恩怨、種種的煩惱。既然生、死之間意識是延續的，我們在生前就應該努力淨化我們的意識，以免死後成為一個「煩惱的靈魂」，受到無盡的折磨。

十九世紀法國唯心主義哲學家皮埃爾・德日進（Pierre Teilhard de Chardin）說：「我們不是一個具有靈性體驗的人類，我們是一個具有人類經驗的靈性生命。」我們都認為自己是一個人類，人間生活就是我們的全部；其實，真相是：我們是一個靈性生命，到世間來經驗人間生活。在短短七、八十年的人生旅程中，我們應該努力修煉以求向上提升，如果受到世俗的污染而向下沉淪，那將是我們生命中最大的悲劇。

17 修行的次第

氣脈真正打通，見了空性，才能得大成就，才能證菩提。

——南懷瑾

我有一位醉心修行的朋友，花了很長的時間研究南懷瑾老師的著作。有一回我們一起喝咖啡，他說：「尋尋覓覓那麼多年，我仍然找不到修行的途徑，漫長的時間過去了，依然故我，毫無進步。」

南老師曾在《靜坐修道與長生不老》一書中引用了宗喀巴大師的一句話：「中脈不通而言得定者，絕無是處。」意謂在修行的過程中必須修氣通脈，氣脈不通就不能得定。但是，一般人讀南老師的書大都只注重理論的部分，只重視心性的修養，往往

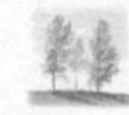

空談千回而一無所獲。其實南老師認為修行必須從練氣開始。

南老師指出：「不論修佛法顯密，或者是修瑜伽，修行的次序，第一要修氣，第二修脈，第三修拙火，第四修中脈，這四個步驟，是修行的『基礎功法』。」修行的目的，不僅在當一個品德完美的人，而是要「超凡入聖」，而「凡」、「聖」之間的差別在於能量的不同、空間維度的不同。聖人可以自由進出大千世界，可以觀察一砂一世界，明白宇宙的實相。一個人修行，如果修再久能量都沒有變化，終究還是凡人一個。

因為人身是陰陽兩氣合成的，易言之，人身是「物」，物即是色，所以稱為「色身」；但是修行必須擺脫色身的束縛，想要擺脫色身的束縛，則必須改變色身的能量，這時我們就可忘了色身的存在，亦即轉了色身才能得定，進入「空」的境界。

「色」的世界與「空」的世界，兩者最大的差異即在於能量的不同，藉由練氣的方法，便可將凡身的能量一步一步轉換成宇宙空性的能量；能量不斷提升，次元空間就逐漸轉換了，此時自性才能顯現，亦即所謂的「見性」。此即南老師文中所說的：「氣脈真正打通，見了空性，才能得大成就，才能證菩提。」光是在心性上下功夫，是無法轉換色身的。

有些修佛的人並不認同這個理論，認為色身是臭皮囊，終究要毀壞，所以不必理它。有人認為修色身是無意義的，並舉出六祖成佛的經過來辯駁說：六祖有一天挑柴到街上賣的時候，聽到有人在唸《金剛經》，六祖當下就豁然開悟了，這個過程太神奇了，這種頓悟法名之為「天啟」，不需修煉，直接由高靈開啟，是需要機緣的，傳說六祖是三地菩薩再來的。

「頓悟」之法，後代的人如果沒有機緣，是無法學習的，即使你聽聞《金剛經》幾萬遍，仍然無法像六祖一般開悟，所以有人說「禪宗以後更無禪」，因為後代許多修行人寄望頓悟，只讀經，不修煉，以致成為口頭禪、鸚鵡禪。

不論古今中外，人體的構造與能量都是相同的，因此，不管修佛、修道、修瑜伽，都必須由色身修起，藉假修真，從「色」修到「空」。我的朋友在南老師的言論裡找不到修行的步驟，是因南老師對於練氣的方法大都只是輕輕帶過。南老師在他的著作中大都偏談心性，少談修氣、修脈、修拙火、修中脈的實修功法。

南老師在書中又說：「密宗和瑜伽的氣脈，注重『三脈四輪』或『三脈七輪』，

與道家的注重『奇經八脈』幾乎完全不同，因此修習道家與密宗或瑜伽的人，不但在方法和理論上互有扞格之處，同時也因此形成門戶不同的異見，互相排斥。」其實，不同的宗派之間，儘管功法各異，但是修煉的原理並無不同，彼此應該一視同仁，不應存有門戶之見。

此外，中國歷代的修道者，很多人是從練武開始的。我於一九七〇年代初期拜師學藝，每逢上課時間，師兄弟們都揮汗苦練。上完課後，師父偶而會與我們聊天，有一回師父說了一件趣事：師爺年老了腳部出了些問題，經常需要師父揹著上廁所，住家附近有兩個廁所：較近的的廁所較髒，遠些的廁所比較乾淨，師父偷懶，揹著師爺朝著較近的廁所前進，但是不知為什麼，最終卻來到較遠的廁所。師爺在背後說：「小子啊，由不得你，我用的是御馬術。」

原來古代大將騎馬打仗，可與坐騎心意相通，控制馬匹的動向，否則敵人在左，坐騎卻向右，如何打仗？古代大將練武不但鍛鍊出好體魄，而且也練氣控制能量，退休後往往進入修道的境界，這個過程稱為「由武入道」。中國的名山大派如少林、武當、峨嵋、青城、華山……等，其門人大都由習武入手，亦即在練武的過程中就在練氣，因為練氣才能增加武術的威力，換句話說，武功高手往往也是氣功高手，此謂「內外兼修」。練武的氣與修道的氣，性質並不相同，但是由武入道，以堅實的氣功做為基礎，進行由動轉靜、守竅溫養等練化功夫，道功自然水到渠成。

道家修行的指標為：無心、無身、無息、無食，統稱「四無」。無心是清靜，無身是入定，無息是胎息，無食是辟穀。因為心、身、息、食這四項因素是人生的焦點，若想修行以「超凡入聖」，必須擺脫人生四大焦點的束縛。

美國媒體稱南懷瑾老師是中國最後一位國師級的人物。二〇〇三年～二〇〇六年間、美國管理學大師彼得·聖吉（Peter M. Senge）及其團隊四次拜會參訪南懷瑾先生，並寫了《關於禪、生命和認知的對話》一書，書中敘述了南懷瑾先生與彼得·聖吉等人的訪談對話記錄。內容涉及禪宗的修持方法，以及生命科學、認知科學等相關問題，問答之間充滿睿智，發人深省，是頗有深度的東方、西方文化對談，值得讀者參考。

18 開穴的原理及功用

凡人八脈屬陰，閉而不開；仙家以陽氣沖開，故能得道。

——邱處機《大丹直指》

有位網友問：「朋友要我跟他學『長生學』，而且要幫我開穴，我對此不太瞭解，請問開穴到底是怎麼回事？」

在古時候，想請師父開穴，就是請師父「指點」。一般而言，「指點」這兩個字有三種意思：一、指出方向：例如李白《相逢行》：「金鞭遙指點，玉勤近遲回。」二、解困釋疑：針對事物的困難之處提供解決的方法，例如一行禪師《大毘盧遮那成佛經疏》：「若是邪正雜信，則當斷其迷津，示其正路。」三、開關點竅：道家說「道在苦修妙在傳，須拜明師點玄關」，「指點」即是師父幫你開穴的意思。

《黃帝內經》說：「氣穴所發，各有處名。」全書記載了一六〇個穴位名稱，「氣穴」這個名稱明白表示穴位與氣的作用有關。清代醫家吳亦鼎《神灸經綸》也解釋：「穴位為脈氣所發，神氣之所游行出入。」明白指出：穴位就是身體能量的出入口，氣可由穴位進入，也可由穴位逸出。

中國古代的醫家，在幾千年前就知道穴位的正確位置及其功用。但是穴位無法用肉眼觀察，現代科學家從穴位的電磁特性去探索它的本質，一九五〇年，日本科學家中谷利用十二伏特直流電通過人體皮膚，發現皮膚上存在某些導電量特別高的「良導點」，它們的位置與古人所說的穴位的位置相吻合。

邱處機《大丹直指》說：「凡人八脈屬陰，閉而不開；仙家以陽氣沖開，故能得道。」人在嬰兒時代，奇經八脈的穴位本來是開通的，長大之後，穴位就逐漸阻塞關閉了，因此，修煉的重要工作就是要開穴，讓穴位重新發揮能量出入的功能。邱處機說，穴道必須「以陽氣沖開」，因此開通穴位並不容易，必須身體陽氣充足才辦得到，憑一己之力不知何年何月才能打開；若有師父幫忙開穴，師父一指點，穴道立

開，豈不超級幸福？

經脈有醫脈、道脈之分，十二正經為醫脈，《黃帝內經》：「十二經脈者，內屬於腑臟，外絡於肢節。」十二正經是醫脈，它的穴位是與臟腑連通的；奇經八脈則為道脈，也稱修行者之脈，則與臟腑並無直接隸屬關係。同樣的，穴位也分醫穴、道穴，中醫針灸的是醫穴；修道者修煉的是道穴，兩者的位置不盡相同。在武俠小說之中，常見被高人打通奇經八脈，而使內力大增的描述，可見開穴開的是奇經八脈，而非十二正經脈。

開穴的機制，就是師父發出一股「能量的光」直攻穴道，將穴道打開。「光」可分為蠟燭光、柴火光、電燈光、雷射光，各種光威力不同，所以開穴的效果也分沒開、微開、小開、半開、大開。為什麼開穴需要明師？因為奇經八脈屬於先天氣脈，奇經八脈的穴道必須採用先天真炁才能打開，亦即邱祖所說的「陽氣」。

開穴的師父必須是能量傳導的高手，他手指上發出的光才有足夠的穿透力，能將穴位開啟到一定的程度。同樣的，利用雙手為人治病，其效果也依施術者功力的高低而有差別。

基本上，穴位是一個電磁場，穴位的能量出入靠的是旋轉，旋轉速度越快，能量的出入越強，因此，師父開穴分為旋外旋、旋內旋、旋中旋三個層次，師父發出的能量越集中，開穴的效果就越好。因此，我們平時就要非常尊敬師父，否則師父看人施術，幫你開穴時只是隨便點一下，實際上不痛不癢，吃虧的還是自己。

開穴的效果好壞，也與個人的體質有關，有的人經師父輕輕一點，立即反應激烈，有的人師父點了半天，仍然呆若木雞。況且，師父幫你開了穴，不代表功夫已經練成，從此可以高枕無憂，師父開穴，只是在你的穴位上種下一個「磁母」，讓你的穴道容易啟動，如果長久不練，磁母又會逐漸消失，開穴就像師父幫你開了一家7-11超商，之後賺不賺錢還得靠自己，如果不努力經營，超商遲早還是會倒閉。

19 管子是法家，也是道家

四體既正，血氣既靜，一意摶心，耳目不淫，雖遠若近。

——《管子》

一位網友在臉書上分享他的經驗：「在靜思時，我們的主導性格也顯露出來，進而影響周圍的人而不自知。」這句話寓含很深的哲理，我試著寫些感想與他呼應。

一九五八年，生物學家華森（L. Watson）在《生命之潮》一書中提到他在北日本小島所觀察到的「百隻猿猴現象」：小島上住了一大群猴子，牠們吃甜薯是從來不洗的，但是當第一隻母猴開始在溪水中洗過甜薯再吃之後，其他猴子便有樣學樣，模仿洗過甜薯再吃，等到達到一百隻猴子都懂得洗甜薯的時候，遠處其他島上的猴子也開始懂得洗甜薯了。

中國古代也有一則關於動物訊息的故事，《列子．黃帝篇》：「海上之人有好漚鳥者，每旦之海上，從漚鳥游，漚鳥之至者百住而不止。其父曰：『吾聞漚鳥皆從汝游，汝取來吾玩之。』明日之海上，漚鳥舞而不下。」漚鳥每天與兒子親近遊玩，但是父親吩咐兒子抓鳥之後，漚鳥就不飛下來了。

以上兩則故事的內容有點類似，我們不禁要問：A島猴子洗甜薯的創意，如何傳達到遠處的B島？而漚鳥又如何知道有人要抓牠們，懂得避開凶險？其中的訊息是如何傳達的？不但動物有這個本能，人類也有，《呂氏春秋．精通》有一段描述：「身在乎秦，所親愛在於齊，死而志氣不安，精或往來也。」雖然居住在不同的國家，某人因遠方的愛人死了而感覺心神不安，其中好像有精神在聯繫。

這種超距感知的現象，科學家的觀點為何？一九八二年，巴黎大學物理學家阿倫．阿斯拜特（Alain Aspect）發現，在特定的情況下，次原子的粒子（subatomic particles），譬如電子，同時向相反方向發射後，不管彼此之間的距離多麼遙遠，在運動時都能夠彼此互通訊息。倫敦大學物理學家大衛．波姆（David Bohm）根據這個

原理提出「全息宇宙論」的假設：宇宙是一個不可分割的、各部分之間緊密關聯的整體，任何一個部分都包含整體的訊息。

一九九九年，美國心理學博士蓋瑞．史瓦茲（Gary E. Schwartz）出版了《活的能量宇宙》一書，以各種科學實驗數據說明「人與人」、「人與環境」、「人與宇宙」之間能夠交互作用，充滿了能量與訊息。

以上是現代科學家對於宇宙訊息的研究，其實，中國古代道家對這個原理已有深入的瞭解，《淮南子》說：「夫疾呼不過聞百步，志之所在，逾於千里。」大聲呼喚只在百步之內聽得到，但心的意念卻可傳達千里之遙。

但是，訊息的傳遞分為「發」與「收」兩方面，《淮南子》所言指的是「發」的方面，這種無形的訊息並非每個人都「收」得到，如何才收得到呢？《管子．心術下》給了答案：「專于意，一于心，耳目端，知遠之證。能專乎？能一乎？能毋卜筮知吉凶乎？」管子認為：只有在不視不聽，精神集中、毫無雜念的情況下，才能得知遠方的訊息而預知吉凶，這個理論稱為管子的「氣化宇宙論」。

《管子．內業》說：「摶氣如神，萬物備存。」人如果能夠達到「練炁化神」的境界，就能智慧大開，對萬事萬物了然於胸。我們閱讀《管子》一書，發現其中有許多奧妙的論道之處，與老子、莊子互相契合，尤其《管子．內業篇》的主題即在探求生命之源，文中說：「虛其欲，神將入舍。」管子認為，一個人在虛靜無為的情況下，可以從宇宙獲得源源不絕的能量，此與《清靜經》所說的「人能常清靜，天地悉皆歸」是同一道理。

關於接收遠方訊息的道理，《管子》又進一步解釋：「四體既正，血氣既靜，一意摶心，耳目不淫，雖遠若近。」一心清淨，不用感官，遠方的訊息就像在耳邊一樣。雖然一般人視管子為法家，但《漢書．藝文志》卻將之列入道家，以管子對於道的體認與修為，誠屬實至名歸。

佛家說「一念三千」，人動一個念頭，三千世界都知道了，此即《摩訶止觀》所說的「夫一心具十法界」，人的意念無論透過任何方式傳播，都會形成一個影響別人的「宇宙訊息場」，因此，我們要經常心存善念，無形中可以感化別人，使社會更加祥和。

超覺靜坐是傳自印度的靜坐方法，經廣泛科學研究，證實其對人類身心的保健效

益。創始人瑪赫西（Maharishi Mahesh Yogi）指出，一個地區只要有少數人口修習超覺靜坐，即能影響整個地區，使該地區變得更加和平，甚至導致犯罪率下降。

以上所談的訊息論，是從修行者的觀點抒發。身處廿一世紀的現代人，不必經過修煉，網路、媒體上的訊息已經排山倒海而來，快要把人掩沒。但是媒體傳播的訊息有些是善意的、有些則充滿陰謀，大部分的訊息是垃圾，有些甚至是病毒，因此，接收訊息也要有所選擇，如果照單全收，未免會被有心人所利用。

20 打太極拳如何有氣？

太極拳之運動，為積氣而成。

——鄭曼青《鄭子太極拳十三篇》

有一回與一位打太極拳的朋友聊天，他說起拳經頭頭是道，儼然是行家，但是他自己坦承：練了十幾年的太極拳，卻沒有練出「氣」來，究竟問題出在哪裡？

此外，我有一位僑居美國休斯頓的朋友，非常愛好太極拳，由於「美國太極拳總會」就設在休斯頓，近水樓台，他就跟著總會的太極拳班學拳。他告訴我，太極拳班根本不教氣功，所以學了很多年，打起拳來也不知氣為何物？

有謂「千古一拳，養氣為根。」打拳的氣是如何養出來的呢？鄭曼青大師《鄭

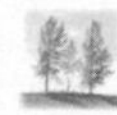

子太極拳十三篇》說：「太極拳之運動，為積氣而成。」意指「氣」是在打拳的過程中，透過架子引動，內氣是逐漸累積出來的，「積氣而成」表示打太極拳有氣才有成就。鄭大師這個說法，練拳的人大都是同意的。但是，太極拳與氣功的關係，是打拳之後才有氣？還是有氣之後才打拳？關於這個問題，我的看法如下。

太極拳的發源，有人說是河南溫縣的陳家溝，有人說是河北的楊露禪去北京教授拳術，光緒皇帝的老師翁同龢評為「手捧太極鎮寰宇，胸懷絕技壓群雄」，因而得名為「太極拳」，這兩種說法皆有爭議，經過許多學者的考究，認為太極拳的由來起源更早。

但是，不論太極拳是誰創的，由於太極拳是內家拳，我認為，太極拳的創始者必定身上有氣，他在設計招式時即能發揮氣的威力，否則他如何預測這套動作緩慢的拳法，在初打的時候無氣，卻在長年練習之後可以「積氣」？因此，太極拳的創始人必定身先有氣，再創拳法。而鄭曼青大師所說的「積氣而成」，則是後代人學習太極拳狀況，起先無氣，打久了才培養出氣來。

武禹襄的拳譜說「以氣運身，務令順遂」，又說「氣如車輪，腰似車軸」，打拳必須身上有氣，才是道地的太極拳。因此，先練氣，身體有氣之後再來打拳是最理想的。打拳之前如何練氣呢？有謂「入門先站三年樁」，這是任何太極拳門派都有的規矩。由於站樁時身體下蹲，下實上虛，導引身體的氣往下流動，日久功深，就可培養出氣來，下盤也變得穩固。

拳譜云：「神注樁中，氣隨樁動。」所謂站樁，就是要站出「樁」來，清代太極拳名家王柏青《太極丹功義詮》說：「上下一條線，全憑兩手轉。」站樁日久，身體中心會形成一條氣柱，名為「中樁」，是運氣的軸心。但站樁出效很慢，非常辛苦，現代太極拳教練授課時如果要求學員站樁，可以預料不到幾天大家都跑光了。

因此，現代人學習太極拳，大多沒有踏實的樁功做基礎，許多人甚至從不站樁，所以打了十幾年也沒有練出氣來。太極拳宗師楊澄甫《太極拳行功心解》說：「一個鬆字，最為難能。」大多數學拳的人也都服膺以放鬆為唯一真理，但是「鬆」的物理作用為何？楊澄甫《祕傳口訣十二則》又說：「鬆，要全身筋絡鬆開。」筋絡鬆開，全賴氣的作用，氣足則筋鬆，無氣則筋緊。除了「鬆」，還要「沉」，筋絡鬆開，則軀幹所繫，皆得從下沉也，站樁的作用即在使氣下沉。

有人說：「太極重命門，氣功重丹田。」認為勁貫脊發，打太極拳以命門發揮樞紐作用。但是，命門發勁，其氣源來自丹田，故練氣皆以丹田為主，丹田與命門產生陰陽激盪作用，陰陽平衡，王宗岳《行功論》所說的「氣斂入骨」是指氣遍全身，無所不在，單練命門，日後將產生陽氣過盛，難以控制的現象。

孟子說：「氣，體之充也。」人體就像皮球一樣，灌足了氣自然變輕，如果一個人身上氣不足，就像洩了氣的皮球，如何鬆得起來？初學太極拳的人，如果年輕氣盛，尚可言鬆；如果年老氣衰，身體根本重得像鉛球一樣，如何能鬆？

打拳時要求放鬆，其目的無非在藉由放鬆使得肌肉不緊張，以利身體氣血流通，但若要依靠放鬆培養出氣來，必須耗費十數年的光陰。現代人緊張忙碌，學習太極拳無法投注太多時間鍛鍊基本功夫，但卻要求速效得氣，我認為：若能瞭解打拳的一些訣竅，就能進步較快，我的建議是：

一、**搭配呼吸**：有人提倡「出手為呼，收手為吸」，但我認為「出手為吸，收手為呼」比較自然。藉由緩勻深長的呼吸攝取能量，行拳時便可導引能量滲透全身，產生養氣效果，並對健康有益。

二、精神內守：《黃帝內經》說：「恬澹虛無，真氣從之。」一心地虛靜才能攝取能量，打太極拳時必須收視返聽，將全部精神集中在自己身體，近乎冥想狀態，這時腦波轉為α波，可與大氣中的能量產生共振而調動身體氣機，與靜坐練氣的功效類似，讓打拳產生動靜兼修的效果。

二〇一四年二月，中國醫藥大學研究團隊發表論文〈太極拳有效增生年輕成人幹細胞〉，實驗發現：大學生打太極拳三年之後，體內幹細胞數量增加三到五倍之多，幹細胞數量增加有活化氣血、去瘀生新的效果。此外，科學家研究顯示：太極拳運動有助預防老人跌倒、預防老人失智、改善纖維肌痛症及增進身心健康。

太極拳自一九七〇年代傳入西方後，在近四十年的發展過程中，已在全球許多國家迅速發展普及。美國老年協會對太極拳進行研究後非常佩服中國人的智慧，認為不花一分錢的太極拳，比現代化的體育設施效果好得多。可見打太極拳是很好的養生之道，適合人人學習。而太極拳增進健康的原理，值得我們進一步深入研究。

「練拳不練功，到老一場空」，打拳最好兼練氣功，兩者相得益彰。目前全世界練習太極拳的人口估計超過一億人，太極拳分為技擊及養生兩類，現代人學拳的目的大

都在於養生，利用太極拳養生，練拳的方式可以不必像傳統技擊太極拳那麼辛苦，但是練拳時如能採用正確的心法，方能較易有氣，促進健康的效果也將倍增。

21 紅遍歐洲的道家經典《太乙金華宗旨》

天地之光華布滿大千，故一回光，則周身之氣皆上朝，光回則天地陰陽之氣無不凝。

——呂洞賓《太乙金華宗旨》

朋友問：「你的書很受歡迎，有沒有想過翻譯成英文出版？」我愣了一下，回答他：「道家的文字相當玄奧，譯成英文難度很高。」其實，多年前我一個旅居休斯頓的朋友就嘗試翻譯過我的書，但是困難重重，別的不說，光是「精」這個字，到底是用音譯的 Jing？或是用意譯的 biological energy？我們都透過電子郵件討論了好久。後來，翻譯的工作進行到一半，終究沒有完成。不過，經他這麼一提，倒讓我想起《太乙金華宗旨》這部書。

 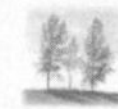

道家經典浩瀚如海，但以呂祖《太乙金華宗旨》的遭遇最為特殊。這部書的全名為《呂祖先天一氣太乙金華宗旨》，印行於清代乾隆年間，世人傳為呂洞賓鸞駕扶乩所著。這部書於一九二〇年代由德國漢學家衛禮賢（Richard Wilhelm）譯為德文，書名為《黃金之花的秘密》（*The Secret of the Golden Flower*），在短短的期間內即在西方世界大為風行，計有英、日、德、義、法、韓各種語言的譯本，成為聞名國際的內丹學著作。

非但如此，衛禮賢還特地邀請瑞士心理學大師榮格（C. G. Jung）為譯本寫了一篇〈導論〉，更加重了這本書的份量，因而受到歐洲一流知識份子如宗教學家、心理學家的重視，變成東方版的《精神分析引論》。

一九八〇年，此書日文版上市，由日本當代最具代表性的哲學家湯淺泰雄加以整理及評註。經過這樣由東而西、由西返東的歷練後，這本書從原來東方本土的著作一躍進入世界舞台，是目前唯一進入國際化學術的道家經典，儼然成為東、西學術語境對話的橋梁。

綜觀榮格在他的《自傳》中敘述此書帶給他的啟發，以及其他學者針對此書發表的論文，其實西方學者並未掌握這本書的重點。《太乙金華宗旨》全書分為十三章，其中從第三章到第十章都在討論「回光」的原理和功法。〈第十三章〉更點出全書主題：「子午中間堪定息。回光祖竅萬神安。」為全書的內容做一總結。

基本上，《太乙金華宗旨》是一本專論「回光」功法的著作，而不是榮格所說的「一把統合煉金術與心理學的鑰匙」。二〇〇二年，清華大學教授楊儒賓編譯的《黃金之花的秘密：道教內丹學引論》一書指出：本書不是一本單純的宗教學論文，而是一本引導人們如何「修煉」的著作，可謂持平之論。

關於「回光」這個功法，多位道家前輩都曾談論過，例如：一、《陰符經》：「機在目。」二、俞琰：「離氣內榮衛者，收目內視而光不露也。」三、邵康節：「天之神發乎日，人之神發乎目。」四、邱處機：「神既凝定氣穴，常要回光內照。」可見回光的功法普受道家前輩修煉時採用。

至於回光的方法，《呂祖師三尼醫世說述》記載：「法先閉目，意斂目神，向腦一注。繼於腦中，向頂注之。」邱處機《大丹直指》進一步解釋：回光自照的用功處在「兩眼之中」，眼光自照，目惟內視而不外視，此即「意守祖竅」的修煉功法。修

煉回光的作用為何？呂祖說：「回光者，非回一身之精華，直回造化之真氣。」又說：「天地之光華布滿大千，故一回光，則周身之氣皆上朝，光回則天地陰陽之氣無不凝。」由呂祖的言論得知，回光可以攝取天地的能量。

但是，呂祖也在書中說：「玄中之玄，不可解者也，見性乃知。」意指修煉回光是有條件的，初學者無法理解其中奧妙；呂祖又說：「轉念則識，識起而光杳不可覓。非無光也。光已為識矣。用心即為識光。放下乃為性光。」呂祖認為：修煉回光功法必須用「性光」，不可用「識光」，如果用意念去守，光就不見了。但是「性光」如何產生呢？呂祖指示：「立基百日，方有真光如，子輩尚是目光，非性光也。」換句話說：必須經過長期的修煉，將凡人的目光轉成性光，回光才有效果。

因為頭部乃是「神」的居所，粗糙的氣含有火氣，不可上頭，必須將粗糙的氣練成精細的氣，才可以練習回光。許多人不瞭解回光的原理，就貿然意守祖竅，結果產生頭脹目眩的弊病，痛苦萬分，在《氣功網》上因此求救的網友很多，經我教以火氣下降的方法之後，症狀才得以改善。

呂祖在本書〈第一章〉開宗明義即說：「金華即金丹」、「金華即光也」、「光是先天太乙真氣」，而衛禮賢則將「金華」直譯成 Golden Flower，這個譯法值得商榷。該書於二〇一六年七月經中國科技大學物理學家張卜天譯成簡體中文，由商務印書館出版，書名是《金花的秘密：中國生命之書》。

我認為，若要選出一本道書做為東、西方的對話橋梁，不如以《性命圭旨》做為代表，《性命圭旨》是成書於明代中期的一部論述道教內丹學的經典，以圖配文，闡述內丹修煉的基本理論和方法，有助於人們瞭解玄奧難懂的內丹學義理，對於道家內丹學的普及有很大的貢獻。在中國大陸的網路書店，《性命圭旨》一書的銷路向來居於道書類前茅，顯見其易讀易懂，廣受大眾歡迎。

22 讀《丹道薪傳》有感

三界內外，惟道獨尊，體有金光，覆映吾身。
視之不見，聽之不聞，包羅天地，養育群生。

——《金光神咒》

前些時託人從中國大陸買來張義尚的《丹道薪傳》，這本書厚達四百多頁，內容博大精深，我花了將近一個月的時間才讀完。

張義尚是胡孚琛的老師，胡孚琛則是中國社會科學院哲學系教授，也是「老子道學文化研究會」會長，他的《丹道法訣十二講》是一部洋洋巨著，我在大陸的網路書店上讀過節錄本。張、胡師徒兩人，可說是當代中國的道家代表人物。

張義尚是職業中醫，但在丹道、武功、中醫、禪密諸方面都有涉獵，具有豐富的理論基礎，又有紮實的實修經驗，學養相當深厚。《丹道薪傳》是張義尚丹道著作的合集，內容包括〈養生蠡測篇〉、〈氣功保健的研究和實踐〉、〈氣功溯源集〉、〈仙道漫談〉、〈心氣祕旨訣中訣〉、〈養生極則〉等，張義尚另有一本《武功薪傳》專論武功，兩書常被人相提並論，擁有廣大讀者。

在《丹道薪傳》這部書中，張義尚分析了各派丹道的理論及功法，見解有獨到之處。我在這兒並不是要寫書評，而是認為該書的第八章〈再談修道〉一文中，有一段話值得研究。張義尚說：

修道不外修性、修命二途。修命是修幻身，即是修後天之精氣神，用今天生命科學的觀點說，就是修陽性粒子物質；修性是修法身，也就是修陰性的波狀物質如聲波、電磁波、思維波等。

張義尚這段話，在我所讀過的道學相關書籍中，算是針對丹道的言論中最為「科

學」的論述。所謂的「修幻身」，就是增進身體健康，因為身體是地、水、火、風四大假合，它是短暫的，它會毀壞，所以稱之為幻身。而「修法身」是什麼意思呢？張義尚引用呂洞賓《太乙金華宗旨》的說法：「諸子只去專一回光，便是無上妙諦，回之既久，此光凝結，即成自然法身。」呂祖在文中進一步解釋，法身是「身外有身，乃無中生有」。身外有身是何狀況？我認為，法身就是全身被氣場包圍，形成另外一個「能量的身體」。

法身梵文稱為Dharmakaya，意為「自性身」；藏文稱為chos sku，原意是「真正的身體」，瑜伽、藏密的修行人，達此境界者頗不乏人。法身不是色身，不是物質，沒有形體或形狀，由於沒有形象，所以是肉眼不可見的。道家《金光神咒》：「三界內外，惟道獨尊，體有金光，覆映吾身。視之不見，聽之不聞，包羅天地，養育群生。」「體有金光」即是法身，道家認為：法身具有護身的作用，能讓修道人吉祥無災。

其實，修命、修性不應截然分為兩段，修性是修命的延伸，也就是能量的一貫變化，換句話說，「練氣化精，練精化炁、練炁化神，練神還虛」就是由修命到修性的連續過程。

但是，即使到了修性的階段，仍要同時修命，亦即隨時隨地都要性命雙修，否則命就壞掉了。因為我們的身體隨時在消耗能量，需要不斷補充。換句話說，即使修出法身，也不可放棄修幻身，否則幻身壞了，法身便無所依存。

張義尚所說的「陽性粒子物質」，應該就是道家所說的「陽氣」。現代科學已經相當發達，應該針對氣功造成的人體能量的變化深入探討。練功時所產生「陽性粒子物質」，經過練功人士的親身體驗，它有動能，會發熱，會讓人發麻，還會加速神經傳導，所有的性質都像「電」的作用，因此，「陽性粒子物質」也可以解釋為「電場」，也就是道家所說的「精氣」。至於「物理電場」與「生物電場」之間有什麼差別，則尚待科學家進一步研究。

23 你打通任督兩脈了嗎？

小周天又名法輪，即施用風火之功，漸使真炁徘徊於任督二脈也。

——趙避塵《性命法訣明指》

二〇一二年五月間，一些醫療人員在甘肅衛生廳廳長劉維忠的指導下，學習真氣運行法，經過九天的培訓，有四十一名醫療人員號稱打通任督二脈。武俠小說的情節居然出現在政府的醫療單位，消息傳出，立刻在社會上掀起激烈正反兩方的爭論。

學習氣功的人，都對「打通任督兩脈」、「運行小周天」非常好奇及熱中，以為完成這兩項任務，功力便會突飛猛進；坊間的許多氣功教室也以此為號召，聲稱在很短的時間之內就能打通任督兩脈、運行小周天。但我認為，這兩個功法必須循序漸進，貿然練習可能產生許多弊病。

許多道家前輩都曾著書談論過這兩個問題，但說得最扼要明白的是張三豐，他在《道言淺近說》一書中說：

大凡打坐，須將神抱住氣，意繫住息，在丹田中宛轉悠揚，聚而不散，則內藏之氣與外來之氣交結於丹田。日充月盛，達乎四肢，流乎百脈，撞開夾脊雙關，而上游於泥丸，旋復降下絳宮，而下丹田。神氣相守，息息相依，河車之路通矣。

張三豐這段話已給了我們全部的答案，整套功法的順序極為清楚，包括預先意守丹田培養能量、暢通百脈、撞開夾脊雙關，達到神氣相守、息息相依的境界之後，才能運行河車。張三豐這段話已經同時說明了兩個功法，因為「打通任督二脈」及「運行小周天」是一而二、二而一的問題，任督兩脈不通，如何運行小周天？張三豐這段話裡，有兩個重點值得我們注意：

一、張三豐說：「內藏之氣與外來之氣交結於丹田。日充月盛，達乎四肢，流乎

百脈。」所謂的「流乎百脈」，即包括打通任督兩脈，其條件是「內藏之氣與外來之氣交結於丹田」，如果沒有外來之氣，光憑自己體內的微弱精氣是無法達乎四肢、流乎百脈的。

趙避塵《性命法訣明指》也說：「小周天又名法輪，即施用風火之功，漸使真炁徘徊於任督二脈也。」這段話也明白指出，打通任督二脈、運行小周天必須採用真炁，也就是張三豐所說的「外來之氣」，《孫不二元君法語》也說：「內息既生，則可勾引先天炁自虛無中來。」在未得真炁之前，身體的精氣尚帶火氣，不可貿然意領氣行、打通任督及運行周天，否則為害甚大。

前台大校長李嗣涔《科學氣功》一書中所傳授的功法，其中的一招「快速思想練功」教人用意念運行任督及周天，意念即心電，心電屬火，尚未轉為真炁，用心電運行周天稱為「打空車」，道家前輩皆曰不宜。

二、張三豐又說：「撞開夾脊雙關，而上游於泥丸，旋復降下絳宮，而下丹田。」所謂的「撞開夾脊雙關」，大部分的道家前輩都說雙關是夾脊、中脘，中國的道學家李謹伯的著作《呼吸之間》說是夾脊、中丹田竅，根據筆者親修體驗，雙關即是夾脊、膻中。許多人運行周天，夾脊雙關只是「路過」而已，其實沒有「打通」。《黃帝內經》說：「宗氣不下，脈中之血，凝而留止。」宗氣指的是胸中之氣，宗氣常會積留濁氣，宗氣不能下行就會造成血瘀、胸悶的症狀，所以必須打開夾脊、膻中雙關，去除阻塞，使氣下行。

尹真人《證道仙經》也說：「凡人呼吸，與天地終始相通而其祖不接者，氣浮不沉之故。」督脈屬陽，有動力，故打通督脈較容易；但任脈屬陰，無動力，故打通任脈不容易；而且任脈在口部遭截斷，下行之氣無法連續，所以氣常卡在胸中無法下沉。打通夾脊、膻中雙關，督脈的動力即可透過此通道進入任脈，協助任脈之氣下沉。任脈一通，周天的循環才能順利通行。

有些人自認可以運行周天，但大多數任脈下行時只是「感應通」，其實沒有真正打通，必須撞開夾脊、膻中這條通路之後，胸口的阻塞才能迎刃而解，故有「夾脊一通，百病不生」之說。這種狀況謂之「開心」，「開心」本是修煉的一種境界，因為「開心」很舒暢，後來被口語轉用為「歡喜」之意。

關於任脈的功能，在此進一步解釋：許多人在練腹式呼吸，嬰兒也採用腹式呼

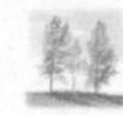

吸，但是兩者的呼吸方式內涵不同：成人的腹式呼吸必須用意識吸氣到丹田，並用意識起降丹田，屬於「人工式」；但嬰兒的腹式呼吸不需費力，氣主動進入丹田，屬於「自然式」。為什麼有這種差別？關鍵就在嬰兒的任脈是通的，成人的任脈是不通的。

嬰兒呼吸所得的能量可經由胸中的一條「管子」直通肚臍，易言之，嬰兒的肚臍仍是活的，可以吸收能量。嬰兒一日一日長大，逐漸轉為肺部呼吸，胸腹間的管子就漸漸堵塞了。

我們看古代的道書，常會發現許多前輩深受胸悶所苦，例如宋代易學家邵康節即常為「胸中閒氣」所折磨，黃元吉也說必須「化盡陰霾之垢」，陰霾之垢指的就是塞在胸中的濁氣。如何排除胸中濁氣，是修煉氣功的一大挑戰。

我曾指導一位朋友打通雙關，他練過之後說：「胸中感覺有黏稠感，過一陣子，有許多雜氣出現，肚子會絞動，也會放屁。」這即是清除胸中長久沉積的濁氣所產生的現象。《張三豐道術匯宗》：「行住坐臥常操此心，藏於夾脊之竅，尤為道家真髓。」打通夾脊、膻中雙關的功法需要常常練習，否則經久不練會再度阻塞。

24 談「精氣神合一」

精之與氣，本自互生。精氣既足，神自旺矣。

——張景岳《類經》

許多人想修煉，卻找不到方向，不知如何入門。道家的修煉，一般都循著「練氣化精，練精化炁，練炁化神」的公式進行，由「練」而「化」的目的，在使身體的能量循序漸進的由濁變清、由粗轉細。道家主張性命雙修，在修煉的過程中，我們應該如何變化能量、調整能量，使得修命能夠健康長生，修性能夠超凡入聖，其中有許多精微之處值得我們深入探討。

《玉皇心印妙經》：「上藥三品神與炁精。」修煉的能量分為精、炁、神三種層次，

這三種層次的能量其關係如何呢？觀諸歷代道書，大約分為三種說法：

一、東漢道教經典《太平經》說：「一為精、一為神、一為氣。此三者共一位也。」這個理論即是道家所說的「精氣神合一」，精氣神統一運用，沒有用精、用氣、用神之分。「精氣神」也有人說成「精炁神」，應以後者為正確。

二、南宋蕭廷芝說：「大藥三般精炁神，天然子母互相親。」意謂精炁神有明顯的層級，精炁神三者是母子相生的，三者互相轉化，但也互相依存。明代大儒王守仁《傳習錄》說：「流行為氣，凝聚為精，妙用為神。」指出精氣神雖關係密切，但性質不同。

三、五代南唐譚峭《化書》說：「忘形以養炁，忘炁以養神。」意思是氣的層次是循序漸進的，在修煉的過程中，必須忘卻低階的能量，才能煉出比較高階的能量。

根據實修的經驗，以上三種說法皆屬正確，端看自己修煉的情況而定。上述譚峭的理論，是修煉過程中必然發生的情形，練精化炁之後，必須忘掉精，才能將炁練好；練炁化神之後，又必須忘掉炁，才能將神練好。因為低階的能量比較粗濁，必須擺脫低階能量的干擾，才能進入高階的能量。

練氣伊始，用的是身體現有的能量，身體現有的能量是最低階的，低階的能量即是電能，有熱量，有動力，適合用來暢通氣血循環，屬於修命的範圍；高階的能量接近磁場，適合用來與天地交流，是屬修性的範圍。

但是一個人進入練神修性的境界之後，如果把修命的精、炁忘得一乾二淨，健康又會變壞，因此，在經過「忘形以養炁，忘炁以養神」的過程之後，又必須採用蕭廷芝「天然子母互相親」的心法，各層次的能相生相存，才不會顧此失彼。否則，雖然性功修得很好，年紀大了很可能還是體能衰弱，老態龍鍾。

修煉循序漸進，修到了最高境界，精炁神不分彼此，三者同時修煉、同時作用，達到「精炁神合一」的境界，此即道家所說的「行住坐臥不離這個」，任何時間身體能量與天地能量相通，這就是《太平經》所說的「三者共一位」的境界。

張三豐《無根樹》說「順為凡，逆為仙」，「順行」是天地造人的順序，是由無到有的過程，凡人皆隨著成、住、壞、空的順序生存；而依照道家的練氣公式修煉，逆行由低層的能量修到高層的能量，是由有到無的過程，能夠成佛成仙，故稱「逆為仙」。

「精炁神合一」是修煉的高階指標，但是上文提及，精炁神三者性質不同，那

麼，精炁神如何兼顧呢？張景岳《類經》說：「精之與氣，本自互生。精氣既足，神自旺矣。神自精氣而生，然所以統馭精氣而為運用之主者，則又在吾心之神。」張景岳這段話有點難懂，必須善加解讀：句中「神自精氣而生」的「神」指的是能量，因為它是由精氣練化而來；然而，「吾心之神」的「神」指的是「意識」，意識才能統馭精氣。前、後兩句的「神」意義不同。

張景岳這段話強調的重點在於：不論是任何層級的能量，都必須利用意識加以控制。全真派南宗初主張伯端《青華祕文》也說：「金丹之道，始終以神而用精氣者也。」張伯端這句話中的「神」也指的是意識，與張景岳的理論相同。

關於意識的運用，唐代道士施肩吾提出「存三守一」的主張，做為修煉內丹的功法要則：存三的「三」指的是精、炁、神所居的上、中、下三個丹田，守一的「一」指的是下丹田，換句話說，守竅以下丹田為主，但三個丹田的能量必須處於連通狀態；曾慥《道樞．修真指要篇》也說：「上存其神，中存其炁，下存真精，三存既畢，則守其一在於下丹田。」綜觀以上諸位高真的說法，我們得能對於「精炁神合一」的運用以及其間的關係有了進一步的瞭解。

25 天啟派與修煉派

吾嘗謂神仙有可學之理焉。夫有不學而自致者，稟異氣也；必學而後成者，功業充也。

——曾慥《道樞》

「我舒服的躺在辦公室的大椅子上，突然腦海裡看到自己在一個房間裡，房間裡有張藍絲絨椅子、兩邊開口的壁爐、牆上掛著幾幅畫……。」

這是美國賓州大學生物物理博士喬思．慧麗．赫克（Joyce Whiteley Hawkes）在《從心靈到細胞的療癒》一書中的一段話，描繪的畫面是她一位朋友的錄音室，但她其實從未到過那個錄音室；雖然身處遠地，對於錄音室的佈置卻宛如親臨所見，到底是怎麼回事？

原來，不久之前，赫克博士在家裡被突然掉下來的壁爐架上的裝飾用含鉛玻璃砸到了頭，因傷勢嚴重而失去知覺，然後經歷了一段見到光、見到死去的親人、見到上帝等等瀕死過程，甦醒之後，她就突然通靈了，不但開始有了他心通，能夠看見她朋友錄音室的擺設，而且出現靈視，可以觀察病人體內的詳細狀況，並具有療癒能力，可以幫人治病。這一切的變化，都在她受傷、甦醒之後突然發生。

近幾十年來，西方療癒學大為流行。美國的露易絲・賀（Louise L. Hay）被譽為「自我療癒界的第一夫人」，三十多年來不斷推展她的學說，是療癒界的始祖，著作已被翻譯成近三十種語言。由於露易絲及其他眾多療癒大師的努力推廣，目前世界各地許多療癒、靈修團體有如雨後春筍紛紛設立，這些療癒大師大部分都具有與生俱來的靈力，可用精神力為人治病。

中國古代也有名醫具有透視人體的功能，例如扁鵲、華佗；在近代，最有名的例子是太平天國的洪秀全，相傳他在一八三七年大病四十五天之後，就擁有眼睛治病的能力，病人請到洪秀全來可以「幸面及癒」，只要洪秀全看一眼，病就好了。

二十幾年前，中國大陸的作家柯雲路寫了一本《大氣功師》，敘述他與許多大氣功師、特異功能研究者交往的情形，這些氣功師有的是天生的，有的是病後通靈的，有的是受傷之後通靈的，有的是坐牢之後通靈的，有的是發生車禍之後通靈的，換句話說，少部分的人在遭逢巨大變故之後常會突然出現通靈能力。

除了上述的情形之外，中國古時候修道有成而通靈的高人也不少。曾慥《道樞．玄網篇》說：「吾嘗謂神仙有可學之理焉。夫有不學而自致者，稟異氣也；必學而後成者，功業充也。」曾慥指出學仙有兩種途徑：一種是「不學自致者」，我們姑且將之稱為「天啟派」；另一種是「學而後成者」，我們將之稱為「修煉派」。茲將兩者的相異之處分述如下：

一、**天啟派**：曾慥所說的「稟異氣也」，即所謂的特殊體質，心理學上稱為高敏感性人格（Highly Sensitive Person），不論他們的體質是如何形成的，這一類的人容易產生自發特異功能。除了本文上述的案例之外，像靈異作家索菲亞一樣自小通靈的人亦不在少數；此外，也有人在睡眠時會有靈界的上師入夢指導練功。

二、**修煉派**：如果是一般的凡人，就必須「功業充也」，亦即必須依靠自己努力練功，經過漫長歲月的修煉，逐漸變化自身的能量，而產生通靈或特異功能。

目前，世界上出名的通靈大師以天啟派居多，例如我們讀尤迦南達（Paramhansa Yogananda）《一個瑜伽行者的自傳》，作者從小就知悉前世，他的上師拿希里・瑪哈賽更是神通廣大。而中國道家傳承的修煉方法，是給「凡人」從零修起的功課，例如氣功須從呼吸吐納的基礎功夫練起，循序漸進；而且修煉心法難求，有幸得遇明師指點，加上自己具備堅強的毅力與恆心，才能有所成就，否則大都半途而廢，所以修煉派的大師反而比較少見。

現代人學習氣功的主要目的在增進健康而非求得通靈，因此，氣功的推展方向應以修煉派為主流，才有明確的步驟可資學習，循序漸進，依靠自己之力增進健康。推展氣功的重點工作在建立明白的理論及簡單易學的功法，使得人人樂於學習。至於天啟派靠的是機緣，可遇而不可求，常常知其然而不知其所以然，教的人不知道如何教，學的人也不知道如何學，一般人難以企及，何況通靈有時候也許會為自己帶來許多麻煩。

26 氣功與科學

人體科學是廿一世紀科學研究的重點之一，而氣功是解開人體科學研究之謎的敲門磚。

——錢學森

「語言和邏輯無法用來討論那些沒有比較級的事情，我們的語言和邏輯都缺少方法去理解或想像宇宙，如同我們告訴朋友秋天的天空是多麼湛藍美麗，但如果這位朋友天生眼盲，這樣的形容毫無意義。」

以上這段話，出自美國科學家羅伯．蘭薩博士《宇宙從我心中生起》一書。蘭薩博士提倡「生命宇宙論」，主張意識是宇宙的主宰，少了生物的意識，宇宙就不可能存在。他認為，在最深刻的宇宙問題面前，我們都是盲者。

我們在談論氣功的時候，也遭遇了同樣的困境。有人將氣功列為「偽科學」（Bad Science），偽科學又稱假科學，是指任何經宣稱為科學、但實際上並不符合科學方法基本要求的知識，缺乏專家的公開確認，缺乏系統化的理論。被列為偽科學的行業包括星相學、幽浮學、超心理學、另類醫學等，當然，氣功也屬於這一類。

偽科學的特點，就是「無法證明主張」。中國幾千年來，上自帝王，下至百姓，人人都在訪道、學道、論道、修道，道家典籍也浩瀚如海，修道是中華文化的核心，但是，進入科學時代之後，大家都「不知道」了，古今對照起來，等於中華文化已然中斷，的確令人非常遺憾。

在現代社會，修道與氣功居然變成「無法證明主張」的偽科學，身為炎黃子孫的我們，未免覺得有點諷刺。其實，在現代科學醫學研究中，已經確認氣功對於疾病確有改善效果，根據醫學氣功專家臨床實驗證明：氣功可以加強免疫功能、調整生理機能的紊亂，對許多慢性疾病都有治療的效果；而且可以促進循環，增強體能，證實氣功對增進健康有其效益。但是，對氣功存疑的人還是很多。

現代醫療遭遇了許多瓶頸，常有許多盲點，無法解釋病因，早在一九七二年，美國醫生恩格爾（G. L. Engle）即點出生物醫學模式的缺陷，建議應該轉向生物／心理／社會醫學模式，而利用氣功保健，預防生病，即是符合新模式最為可行的方式。

大陸知名學者錢學森說：「人體科學是廿一世紀科學研究的重點之一，而氣功是解開人體科學研究之謎的敲門磚。」中國大陸對於氣功的推廣不遺餘力，近十幾年來在全國推展「健身氣功」，甚至推展到世界各國。中國大陸更在近期宣佈，將在十年內投入五兆人民幣在「運動產業」，氣功也包括在運動產業之內，希望能夠促進氣功的發展。

氣功目前還處於「無法證明主張」的階段，最大的原因是氣功理論的尚未建立，如同上文蘭薩博士所說的「語言和邏輯無法用來討論那些沒有比較級的事情」，由於氣功所練的「氣」無形無色，看不到也摸不著，人們從無「氣」的經驗，再多的說明也無法揣測，由於不相信而將之列為偽科學。

此外，有些不肖份子假藉特異功能、氣功治病之名，遂行詐騙之實，造成民眾對氣功產生不良的觀感。氣功是中國文化自古流傳的養生之道，不容有心人士破壞，我們應該扭轉對氣功的負面印象，以健康的眼光看待氣功。

現代科學對於氣功的研究，大都針對氣功師的氣功態及「發放外氣」的現象加以檢測分析，目前的各種儀器已能從外氣中測出各種高能粒子、γ射線、高低頻電磁波、紅外輻射、次聲振動、微弱可見光等，甚至發現外氣可以抑制癌細胞的增殖。然而，這一類的科學研究並無法瞭解氣功的全貌，同時，研究所得的數據也無法製成藥品或儀器用來增進人類的健康，因為氣功是一種「能量」，而非「物質」。老子說：「道可道，非常道。」幾千年前老子無法說清楚的東西，現代人仍舊說不清楚。我認為：氣功的研究應該朝著「如何練功才能產生氣來？」的方向進行，才能對人類的健康產生實質的益處。

氣功「證明主張」的目標雖然目前尚難實現，但總不能永無止境的等下去。我認為，立竿見影的做法就是選用一套氣功教材給民眾練習，這套教材必須簡易有效，讓民眾在短期內就可以練出「氣感」，「氣感」雖同樣「無法證明主張」，但是只要人人親身體驗，大家就會瞭解氣功進而接受氣功。

27 新世紀的「新道派」

新道學是革新的文化，前進的文化，通向未來的文化。新道學文化不僅是屬於中國的，更是屬於全世界的。

——胡孚琛

自朋友處借來《玄門經典道派》一書，書中敘述各種道派的淵源及架構，對於道家文化的演變過程說明甚為詳細。在閱讀此書的過程中，我心想，在廿一世紀的今天，是否應該建立一種屬於現代人的道派呢？

所謂「道法三千六百門，人人各執一苗根」，古代道家門派眾多，因理念及功法的不同而歸納為許多道派，道派的分類，基本上有下列幾種：

依學理而分：有積善派、經典派、符籙派、丹鼎派、占驗派五類。

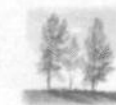

依地方而分：有龍門派、嶗山派、華山派、武當派、隨山派、遇山派等。

依人物而分：有文始派（關尹子）、少陽派（王玄甫）、正陽派（鍾離權）、純陽派（呂洞賓）、三豐派（張三豐）、紫陽派（張伯端）、全真派（王重陽）、伍柳派（伍沖虛、柳華陽）等。

依道門而分：有混元派（老子）、隱仙派（廣成子）、全真派（王重陽）、清微派（馬丹陽）、清靜派（孫不二）、淨明派（許旌陽）、靈寶派（周祖）、金丹派（曹國舅）等。

以上的派別，大都屬於經典、丹鼎兩大類，而積善、符籙、占驗三類大都流傳在民間，不在我們的討論範圍之內。經典與丹鼎兩派，傳人著書傳世者很多，留下大量的道書，這些道派，時間最接近現代的要屬黃元吉了。黃元吉於清朝咸豐年間（一八五一年～一八六二年）在四川自流井設立「樂育堂」，傳授道學十餘年，講解《道德經》等道家經典，由門下弟子筆錄並編纂成《道德經講義》、《樂育堂語錄》、《道門語要》三書留傳於世。根據門人所述，黃元吉是屬於道家隱仙派。

自黃元吉之後，西風東漸，便逐漸進入「科學時代」了。此外，生於一八八〇年的陳攖寧也略具道派的影子。陳攖寧道號圓頓子，曾鑽研西方醫療科學，並與夫人在上海開設診所行醫，基本上已有現代色彩。後來他研習仙道修養法並從事著述，一九三〇年代初期，他在上海先後創辦了《揚善半月刊》、《仙道月報》及仙學院，向社會倡導仙學，並在杭州屏風山療養院教授靜功療養法，得到了道教界的廣泛擁護，於一九六一年被選為中國道教協會會長，著有《黃庭經講義》、《孫不二女丹詩注》、《靈源大道歌白話註解》、《論性命》等書。陳攖寧屬於道教全真道龍門派系譜。

黃元吉、陳攖寧之後，再也沒有明顯的道派了，這裡所指的道派，是由一位或多位領銜的人物為中心，既講學、又著述，並有許多人跟隨而形成一個「道團」。道團屬於經典類的組織，它的精神在於「成一家之言」，亦即論道有其獨到的理論。

中國社會科學院哲學系教授胡孚琛在一篇當代道家研討會的論文中說：「道學文化集中了自然、社會和人體生命的智慧，必將給廿一世紀的人類帶來希望。新道學是革新的文化，前進的文化，通向未來的文化。新道學文化不僅是屬於中國的，更是屬於全世界的。」我認為，胡教授所說的新道學文化，又可分為兩個派別：

一、近幾十年來，以科學方法論道的風氣興起，研究的內容包括：氣對細胞的作用、氣的醫療效果等，並利用各種儀器檢測氣的物質基礎和物理效應、生理效應等，例如北京理工大學教授謝煥章《氣功的科學基礎》一書，就將各個學術單位、醫療院所針對氣功所做的各項實驗做了總結，其他如日本佐佐木茂美《認識氣的科學》、前台大校長李嗣涔《科學氣功》之類的書籍皆屬此類。這種研究方式雖然與古代論道方法大不相同，但也是時移勢易所產生的現象，這種以科學方法論道的新道學，可以稱為新世紀的「科學派」。

二、自上世紀末期以來，已鮮少有人以古代道家的方式論道了，但是「道」的玄奧之處，在於它有「口授心傳」的修煉心法，古人學道的過程，大都遵照老師父口授的心法與道家經典的修煉要訣，這些心法，以現代科學的方法加以研究並無法得知。既然古代道學玄奧難解，現代人想要推廣道學，首要之務在於把「古代的道」變成「現代的道」，讓現代人都可以瞭解，進而樂於修道；我所寫的幾本書，即努力朝著這個目標邁進。

以科學的精神傳襲道家文化的方式，以新揚舊，讓「道」符合現代社會潮流，這種新世紀的論道方式，應可以賦名為「新道派」，期能形成接續黃元吉、陳攖寧道派之後，傳續道家一脈相傳的火苗。

28 氣功「零售店」與「互聯網」

窮則變，變則通，通則久。

——《易經・系辭下》

二〇一五年中國「光棍節」雙十一購物狂歡節，吸引眾多消費者上網瘋狂血拼，據統計，當天的營業額共達九一二億人民幣，相當於四六八〇億新台幣，而如此龐大的交易，在一天之間即告達成，網購的威力的確驚人。

以往的商業行為，銷售商品必須開設一個店面，但是近年來興起的網購卻不需店面便在網站上陳列千千萬萬的商品，省去了房租、人事等許多成本；非但如此，民眾可以足不出戶，無遠弗屆地上網採購，商家經營領域無限寬廣，這些特點大大顛覆了人類幾千年來的商業模式。在現代社會，我們想要推展氣功，是否可以一改以往「開班授徒」的老路，而採用網路推廣的模式呢？

三十幾年前，氣功正當掀起熱潮，社會上氣功門派林立，報紙上經常有「氣功說明會」之類的廣告，我幾乎每一個都不放過，下了班之後，立刻急急忙忙的前往聽講，一心想瞭解別的門派在教些什麼功夫，藉以增加氣功相關的見聞。但是，近年來這種盛況已不復見，除了在雅虎搜尋網頁偶而會看到零星一、兩個廣告之外，新的氣功教室舉行發表會的消息幾乎消聲匿跡了。

經營一家氣功教室，相當不簡單。二十幾年前，筆者也曾在台北市開設過一間氣功教室，結果不到一年的時間就草草關門了，原因是無法負擔經營成本。一家氣功教室的房租、水電、雜費，加上教練的薪水，每個月的支出相當龐大，但是招生卻相當困難，儘管花錢在報上登了廣告，也只來了小貓兩、三隻，收到的學費根本無法維持開銷，這就是以往繁花競放的氣功教室現已寥寥無幾的原因。

想要推展氣功，既然「開班授徒」這條路行不通，我一再苦思，另覓對策。二〇〇六年，我成立一個名為「氣功網」的網站，在網站上與網友討論氣功，由於網站完全公開，也不收費，網友口耳相傳，上網的人數不斷增加，除了台灣的氣功愛好者

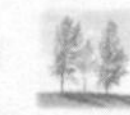

之外，來自世界各國的網友也不少。

網路上天涯若比鄰，各地網友雖然相距千里仍可即問即答，非常方便。與開班授徒的方式兩相比較，一個教室頂多只能容納三、四十人，網站成員卻可無限增加。這種「網路氣功教室」，為氣功的推展開創了一個嶄新的模式。由於經營網站幾乎不需成本，這個讓網友能夠暢所欲言、討論氣功的園地，相信能夠無限期的經營下去。

二〇一五年中，「互聯網＋」這個新名詞在中國大陸迅速流行，它是一種B2C（Business-to-Consumer，企業對消費者）的電子商務模式，在「互聯網」三個字後面可以加上任何一種行業的名稱，例如「互聯網＋汽車」、「互聯網＋醫療」、「互聯網＋教育」、「互聯網＋金融」、「互聯網＋零售」等。我們何不將氣功也視為一種產業，朝著「互聯網＋氣功」的目標邁進？現代社會高齡化，世界各國的醫療、照護問題日趨嚴重，急需找尋解決之道，「互聯網＋氣功」可以最低的成本改善人們的健康，這個構想可說前景廣大，機會無限。

氣功這檔事，跟其他行業都很不一樣。任何行業都講求創新，例如手機、電器、服裝、汽車等等，新產品、新創意才能在市場爭勝。氣功卻是越古老越好，許多人常嘆一代不如一代，師父的功夫總是比徒弟好；而一甲子功力當然比三十年好。我們雖然要學習古代的心法，但是進入新時代之後，在推廣氣功的方法上卻須求新求變。

總之，窮則變，變則通，傳統的開班授徒就像「氣功零售店」，我們應該將它變成現代的「氣功互聯網」，讓每個人都能夠很方便的在網上學習氣功，預防疾病，增進健康，這是造福人群、貢獻社會的大志業。

此外，修道最重清靜，開班授徒將產生許多經營的困擾與人事的糾葛，不利於修行。利用互聯網的方式推展氣功，單純而有效，可說甚為理想，歡迎大家一起來共襄盛舉。

29 促進道家文化科學化的一點建議

人類窮與富的命運，幾乎所有的差異，都是因為文化。

——大衛．藍迪斯

我的一個女性親戚非常哈韓，一天到晚抱著iPad看韓劇，而且是那些韓國小鮮肉的超級粉絲，買了一堆追星雜誌。近年來韓國經濟突飛猛進是顯見的事實，但他們對文化也很狂熱，推動許多提振文化的活動。二〇一五年六月廿二日，印度總理率領三萬人練瑜伽，並訂定當天為「首屆國家瑜伽日」，這也是重視文化的表現。中國大陸近期也大幅增加中小學國文課的上課時數，教授四書五經，並學習書法，可見其對振興傳統文化的重視。

在廿一世紀的今天，世界各國都在努力發展經濟，為什麼有些國家對文化特別重視呢？因為發展經濟與發揚文化同等重要。在一個國家的綜合國力及競爭力各項指標中，文化是一項不可或缺的評比因素。文化是維繫一個民族生存與發展的動力，讓人民具有自尊自信，不但是民族的榮譽，也賦予國家豐富的生命力。

美國經濟學家大衛．藍迪斯在《新國富論》裡說：「人類窮與富的命運，幾乎所有的差異，都是因為文化。」哈佛大學國際與區域研究學院主席杭亭頓（Samuel P. Huntington）寫的《為什麼文化很重要》也說：「時至廿一世紀，國與國間、不同民族間的發展差距主要源於他們不同的文化價值觀，是這些價值觀左右了他們政治、經濟與社會的發展。」

由於世界地球村的形成，一些強勢文化、流行文化透過各種媒體大行其道，造成許多國家的傳統文化逐漸被淹沒而凋零。一個國家沒有文化，充其量只是資本社會的機器而已。因此，我們除了發展經濟之外，也應重視文化的振興，讓源遠流長、博大精深的中華文化得以發揚及創新。

如果我們要發揚文化，那麼中國文化的特色是什麼呢？魯迅（周樹人）被譽為

中國近代作家評價最高的人，他說了一句名言：「中國根柢全在道教。」這句話引發了許多學者的熱烈討論，多數人同意道教文化是中國文化的核心。

道教是中國的原始宗教，道教的源頭，起自歷史記載的黃帝紀元四六〇九年，換句話說，道教文化貫穿了中國的歷史。在國內的五大宗教中，道教是唯一正宗的本土宗教，具有鮮明的民族特色。我認為，「道教」是宗教用語，影響民眾生活的是思想，所以魯迅的這句話應改為「中國根柢全在道家」。

長久以來人人公認儒家文化代表了整個中國文化，其實自戰國時代開始，即形成了儒道互補的文化格局。中國的首都師範大學哲學系教授白奚在〈孔老異路與儒道互補〉一文中說：「儒道互補使得中國的文化結構趨於自我完善。」孔子和老子的思想差異代表了中國文化的兩個面相：孔子是入世的，老子是出世的，這種文化結構使得中國知識份子在心態上獲得平衡，除了修齊治平的使命之外，也使心靈有所寄託，賦與人生進退的想像空間，因為人生不如意事十常八九，遇有逆境必須自我調適，避免做出危害社會的事；而且靈性的提升也產生豐美的文學和藝術。總之，道家思想對中華文化的影響是非常深遠的。

根據新華社報導，截至二〇〇九年十二月，全球八十八個國家及地區已建立二八二所孔子學院和二七二個孔子課堂。其實，世界各國都在廣設自己的「學院」，例如西班牙的塞萬提斯學院、德國的歌德學院、英國的文化協會、法國的語文學院等，大家都在推廣本國的文化。

香港中文大學郎咸平教授在《新帝國主義在中國2》一書中說：

西方學者對孔子學院的印象是：它僅僅還處在教授漢語和太極拳的階段，如果中國文化有「術」和「道」的區分的話，孔子學院還停留在「術」的層面，對於中國文化之中的「道」，西方人無從瞭解。

易言之，孔子學院僅是對西方世界輸出漢語和太極拳，西方人士的接受度並不高。我認為，孔子學院如果更改為「孔老學院」，除了儒家的學說之外，再增加道家的學說，也許更能彰顯中國文化的特色。利用道家的修煉之術，提供世界增強健康、提升性靈的方法，造福全人類，「利他」的成分變得濃厚，相信就能獲得西方人士的

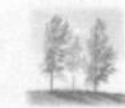

肯定與歡迎。

有謂：「道家文化，一言以蔽之，養生也。」目前，中國正在大力推行「健身氣功」，而氣功正是道家養生的入手功夫。坊間的氣功門派五花八門，但這些派別大多是現代人自創的，其實，我們讀遍道家的經典，歷代前輩所提供的練氣入手方法不離「呼吸吐納，意守丹田」八個字，這是道家養生最傳統、最單純的心法，只是修煉的方法必須夠正確、夠持久。推展健身氣功如能遵循傳統的道家心法，基本上，「推展健身氣功」與「發揚道家文化」的目標是一而二、二而一的。

在〈老子思想的世界性和現代意義〉一文中，白奚教授又說：

現代人類正面臨了多方面的嚴重問題，而老子思想中以自然主義為基本精神的古老智慧，是對整個人類的命運的終極關懷，正可做為現代人尋找文化的途徑，是解決生活危機的智慧泉源。

現代民主社會太過強調個人自由，以致人性失控，造成世界一片動蕩混亂，的確需要尋求解決之道。

如果我們認定道教文化是中華文化的根源，那麼「中華文化的復興運動」應以道教文化為發揚重點。二〇一二年初，四川大學宗教學研究所所長李剛教授發表一篇論文〈廿一世紀道教文化展望〉，探討道教應該如何迎接新世紀，在國家發展的舞台上扮演重要角色。李教授認為：「我們應該通過變革，實現古老的道教文化的現代化轉型，從而適應未來社會的發展和變動。」

衡諸目前的社會，道教文化並沒有得到重視。針對近代道教發展遲滯，牟鍾鑒主編的《中國宗教通史》分析其原因有二：一是政局的影響，二是道教理論的停頓及活動方式的陳舊。道教典籍玄奧隱晦，現代人難以理解，以致逐漸淹沒在時代的洪流裡。

因此，若要將道教科學化，首要之務即在「建立科學理論」。筆者認為，我們須先擺脫道書中鉛汞、水火、龍虎、藥物、火候、爐鼎之類古代用語的障礙，改用科學語言加以論述，讓人人看得懂，道教文化才能為現代人所接受。

目前，在全世界較為風行的文化有二：一為佛教，一為瑜伽，究其原因，是這兩種文化能夠走入英語世界：印度一度是英國的屬地，許多駐印的英國人回國之後，便將瑜伽傳播到西方世界；而日本的鈴木大拙於一九一一年前往英國讀書，大力介紹禪學給西方世界，並於一九三三年將《楞伽經》譯成英語，有助於西方人士瞭解禪學。我們推展道教文化，也需要精通英文的人士將道教文化介紹給西方世界，或演說、授課，或將道家書籍譯成英文，否則，缺少了語言媒介的溝通，西方人士很難瞭解道家文化的內容。

道家文化除了能夠豐富精神文明之外，提升人類健康也是道家文化最大的特色，我們應該將道家修煉的步驟以簡單易懂的方式推薦給世界大眾練習，提供人口老化、醫療問題嚴重的現代社會一項解決之道。

美國物理學家卡普拉（Fritgof Capra）在《轉捩點——科學、社會、興起中的新文化》一書說：「在偉大的宗教傳統中，道家提供了最深刻和最美妙的生態智慧。」我們期待道教文化能夠發揚，成為國家發展的基底，並為提升人類身心的健康做出貢獻，造福人類。

下篇

養生漫談

30 談「抗老化」

氣海充盈，神靜丹田，身心永固，自然迴顏駐色，是為留神駐形之道。

——孫思邈《存神鍊氣銘》

有一回我去聽孫安迪教授演講，講題是「樂齡養生，抗老智慧」。孫教授是免疫學博士，陸續出版了《孫安迪湯》、《孫安迪排毒餐》、《孫安迪養生湯》、《孫安迪免疫湯》等一系列著作，因而掀起一陣喝湯養生的熱潮。孫博士不但著書，而且擅於演講，他在國內外舉行的演講已超過五千場，世界各國邀約不斷，極受歡迎。

孫博士在演講中列舉了各種「衰老學說」，包括基因、自由基、細胞突變、蛋白質合成錯誤、DNA修復缺陷、代謝廢物累積等等，並一一分析各項學說醫學上的研究成果。孫博士認為：人的壽命長短取決於遺傳與體內環境如自由基濃度、血糖濃度、荷爾蒙濃度等因素。除了免疫理論的研究，他並走訪廣西巴馬長壽村等地，研究該地的長壽之道。

演講結束前，孫博士還教了觀眾五招「孫安迪養生氣功」。久聞孫博士長年練習氣功，每天必定靜坐，體驗氣功強身的效果，但是，在他的演講裡面，並沒有把「身體能量衰退」列為衰老的原因之一，也許是科學家避談玄學，而且氣無形無色，不容易說清楚其道理。

一九八一年，台北榮民總醫院針灸科進行了一系列的研究，將針灸時在人體所發現的電能賦名為「生物電能」（Bio-electro-energy）。其實，這個現象在中國古代早已發現，漢代哲學家王充《論衡》說：「人之所以生者，精氣也。」古時候還沒有發明電，所以古代學者都把「生物電能」稱之為「精氣」。當一個人精氣充足時，就會感到精神飽滿、精力充沛；反之，精氣減退時，則會精神萎靡、精力衰弱。

現代醫學的診斷，已經加入生物電能的檢測，例如心電圖、腦電圖、肌電圖等，檢查器官的電能是否正常，以做為判斷健康的依據。我們的大腦需要用電、心臟需要

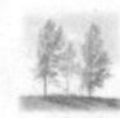

用電、肌肉需要用電、神經傳導需要用電，一切的生理運作都需要電，一旦任何器官的電能出了問題，功能都會出現異常，例如：腦電不足會造成神經衰弱、失智症、阿茲海默症；心電不足則會造成心臟無力、心律不整；肌電不足則會造成肌肉無力；五臟六腑電能不足都會造成發炎、新陳代謝不良等症狀。總之，身體生物電能的強弱，是免疫力高低的指標，也是抗老化的主要關鍵。

關於抗老化的研究，西方醫科學採用「化約論」，先將人體分成循環、呼吸、消化、神經……等各系統，再研究各系統的各個器官，例如呼吸系統的器官有鼻子、氣管、肺臟，進而研究器官的組織、細胞、基因、分子……，希望藉此找到生命的密碼。

而中國傳統的抗老方法採用的是「整體論」，古代養生術雖然項目繁多，但其主軸皆在練氣，金元名醫朱丹溪說：「氣血衝和，萬病不生。」認為人體一切的健康問題都是由於氣血不正常所導致。氣即生物電能，生物電能是健康的關鍵，這個道理從年輕氣盛則健康、年老氣衰則多病這個事實即可得到印證。

目前，「抗老化」成為眾所關注的話題，市面上出現許多健康館、有機店、瘦身之家及醫美抗衰老診所；書店裡醫療養生書籍也充斥書架；達人名嘴更是天天在電視上高談闊論，教導大家養生。但是實際上，現代醫學以營養學為主流的抗老風潮，並未發揮多大效用，各大醫院仍然門庭若市，全民醫療費用也依然年年攀升。

二〇〇二年六月的《科學美國人》期刊登載一篇文章，標題是「沒有真正的青春之泉」，這篇文章的內容在討論老化的問題，參與撰文的醫學家都認為：「市面上沒有任何一樣產品經過證實可以延緩、停止或逆轉人類的老化。」營養雖有一些保健的作用，但是抗老的效果終究有其極限。

《黃帝內經》說：「正氣存內，邪不可干。」中醫認為正氣可以抵抗疾病的侵襲，發揮免疫的功能；藥王孫思邈《存神鍊氣銘》說：「氣海充盈，神靜丹田，身心永固，自然迴顏駐色，是為留神駐形之道。」道家更有青春長駐、還老返童的抗老之道，這些古老的養生智慧都值得我們重新研究。總之，生命的運作依靠的是能量，唯有維持充滿生機的能量，才是抗老的關鍵。

《莊子．大宗師》中有一段描述：南伯子癸問乎女偶曰：「子之年長矣，而色若孺子，何也？」曰：「吾聞道矣！」這句話的「聞道」，表示知曉養生之道，照著術修煉，可以讓年老之人「色若孺子」。抗老化的終極方法，就隱藏在道家的養生之道當中。

31 治未病與治已病

病已成而後藥之，譬猶渴而穿井，不亦晚乎？

——《黃帝內經》

我在二〇一六年九月出版了《健身氣功》一書，是我練氣功、教氣功數十年的心血結晶，並包含本門老師父「口授心傳」的許多心法祕訣，可說CP值非常高，新書推出之後，雖曾引起了一些迴響，但在書市上銷售狀況只是差強人意，坊間還是以減醣飲食、減重瘦身、高血壓治療、中風照護之類的書較受讀者歡迎。

《黃帝內經》說：「聖人不治已病，治未病」、「病已成而後藥之，譬猶渴而穿井」，這些話大家耳熟能詳，其意在強調「預防重於治療」。但是，大部分的讀者還是

注重治病的資訊，比較不關心防病的重要。

上海交通大學李志博士曾主持該校醫療物聯網實驗室，對醫療訊息化領域有獨到的見解，現任「趣醫網」（quyiyuan.com）董事長。他在〈別臨急抱佛腳——中醫治未病思想〉一文中，將保健分為三個層次：一、未病先防：人的健康直接關係生活的品質，所以現在越來越多的人開始注重養生之道，注重飲食、規律運動、調暢性情，以預防疾病。二、已病早治：如果已經生病了，我們要儘早治療，使疾病遏制在萌芽階段，期能爭取時機逆轉病勢。三、既病防變：舉例而言，中醫認為如果肝系出現疾病，必會累及脾系，那麼在還沒有累及脾臟的情況下，治療時要先用健脾之藥。這就是防止疾病傳變。此外，病後調攝，防其復發或產生後遺症也是非常重要的。

李志博士所說的三個層次，當然以「未病先防」最為理想。一旦病已發生，不但要受苦受難，治療起來也相當麻煩。更何況現代醫學對於大多數的慢性病如心血管疾病、高血壓、糖尿病、癌症、漸凍症……都無法治癒，一輩子對我們健康造成威脅。因此，有智慧的人應在未病之前就要勤於養生。

每一種疾病都有其潛伏期，如果完全依賴即時的檢測來判斷一個人的健康與否，往往會讓許多疾病未能及時得到治療。中國中醫科學院醫學博士胡春宇在《不治已病治未病》一書中，提醒大家注意「身體給你的健康警訊」，列舉了身體的各種變化所隱藏的疾病徵兆，值得大家參考。我練功數十年，嗅覺相當靈敏，跟人相處時，偶而會聞到有人身上發出「腐臭」的味道，類似垃圾腐敗的氣味。這種味道是內臟發炎所累積的濁氣，透過皮膚散發出來，通常是生病的前兆。

氣功練得好的人，從氣色上就看得出來：臉上潔淨無斑，即顯示臟腑較少濁氣，因為內臟一有毒物累積，臉上相對應的部位必然出現瑕疵。練習氣功的主要功用即在「納清排濁」，納清即是攝取清新的能量，排濁即是清除腐敗的毒素。只要身體潔淨，疾病就會遠離我們。

二〇一六年諾貝爾生理學或醫學獎，由日本生物學家大隅良典（Yoshinori Ohsumi）獲得。大隅良典因發現「細胞自噬」運作的機制而獲獎，自噬作用（autophagy）可以想像為「細胞的大掃除」，讓細胞得以降解與循環再利用內部的細胞組件，清理老舊的蛋白質及入侵的微生物。「細胞自噬作用」一旦異常或基因發生突變，可能會引發癌症、糖尿病、神經疾病、巴金森氏症等病症。「細胞自噬作用」失常的原因在於

細胞能量衰退，而練習氣功能夠增強細胞能量，讓細胞自噬功能維持正常，這就是練習氣功能夠預防疾病、維護健康的原因之一。

談到中國歷代的養生家，晉代葛洪（抱朴子）可說首屈一指，他說的「療未患之疾，通不和之氣」，意指未患之疾與不和之氣都是必須事先對治的，易言之，練功必須注重實效，主動、積極保養身體。他提出了「導引閉氣以攻所患」的「自我運氣法」，平常遇有不適即須運氣打通，杜漸防微，以免積久釀成禍患。

「閉氣法」是氣功的利器，《黃帝內經》及歷代前輩研究呼吸、胎息的著作皆有採用，隋唐的太醫博士曹元方主編的《諸病源候論》中載有導引吐納方法二六〇多種，對「自我運氣法」更有具體的說明；藥王孫思邈《備急千金要方》也有「冥目閉氣於胸中，鴻毛著鼻而不動，經三百息」的功法；古代瑜伽修行也講究閉氣停息。現代醫生皆反對閉氣，認為會升高血壓，其實如能善加採用閉氣功法，對去病很有幫助。

我的一位朋友久居上海，前兩天回到台北，第一件事就是直奔投注店買了兩張彩券，可想而知，中獎的機率非常渺茫；反之，人老了，生病的機率接近百分之百，千萬別掉以輕心，認為疾病不會降臨自己身上。

32 氣功養生原理

人之有生，全賴此氣。在天為氣，在地為形，形氣相感而化生萬物矣。

——張景岳《類經》

我的新書《健身氣功》出版之後，送了一本給一位道友，過幾天他打電話來說讀過了，稱讚這本書寫得很好，什麼「擲地有聲」啦，「洛陽紙貴」啦，大大的狗腿了一番，接著他說：「想要推廣健身氣功，還是取決於大家對於『氣功』的接受程度而定。」

的確，社會上還是有許多人對「氣功」抱持懷疑的態度，因而學習氣功的意願不高。近十年來我已經寫了五本氣功相關書籍，雖然讀者們在書上試著瞭解「氣」的涵

義，但終究還是有些不明白。首先，精、氣、神這三個字就很難解釋清楚，既然其「物理性質」說不清楚，民眾就很難對氣功產生具體的概念。

其實，前文提過，早在一九八一年時，台北榮民總醫院就曾進行研究，將人體所發現的電能賦名為「生物電能」一詞，這就是「氣」最初階的「物理性質」。如果我們將「氣」定義為「生物電能」，那麼，氣功即可解釋為「鍛鍊人體生物電能的功法」，建立氣功理論就有了一個清晰的命題。

況且，不論古今中外，人類的生物電能都是一樣的。既然生物電能主宰著我們的健康，全世界的人類就都應該加強自身的生物電能，以維護自身的健康。然而目前的狀況是：只有中國道家在談論練氣的方法及效用，造成大家認為「氣」是道家專屬之物，換句話說，只有道家重視生物電能，大多數的人類對如何鍛鍊自身的生物電能毫無所悉。

發電的方法很多，包括火力發電、水力發電、核能發電，以及目前正夯的太陽能、風力綠能發電等等。科學家說：「電的性質都是一樣的。」不論何種電，其能量單位相同，都是焦耳（J）。至於「氣」這種生物電能的性質是否與一般的電一樣呢？科學家幾經研究，認為氣含有「某種未知的元素」，以現代的科學能力尚無法得知其為何物。我認為，生物電能亦是電的一種，其物理性質與一般的電有80％相同，未知的元素只有20％。如果我們被未知的元素所阻礙，而放棄了對於生物電能的研究，對人類而言是一項極大的損失。

經過我們練功體驗，生物電能會發熱，有動力，同樣是由陽電朝向陰電流動。日本人片山洋次郎開創出以人體氣流為宗的整體法，他在《氣的導引》一書中說：「當身體的氣無法自在流動時，就會藉由像是發炎、過敏等病症，試圖重新取得平衡。」阻塞造成氣血的新陳代謝發生障礙，這是器官發炎的主要原因。

其實，一九四〇年代，德國醫生傅爾發明「傅爾電針」，就已得知測量穴道經絡的導電度可反應人體的健康狀態。練習氣功的功效，即在增強人體的電能，氣功健身的原理早已得到科學的驗證。

以上的內容是針對科學家而言，對於一般民眾，其實簡單多了。只要大家認識「練習氣功」等同「鍛鍊自身生物電能」的事實，即能知道練習氣功的重要，因為身體的生物電能一旦衰弱，我們的大腦、心臟、腎臟、神經等一切器官的功能都會失

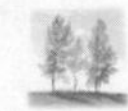

常，老化的速度也會加快。

明朝醫家張景岳說：「人之有生，全賴此氣。」一人健康與否，氣的強弱是關鍵，練習氣功對於健康的好處，坊間的書籍有很多實驗案例，民眾只要認清練習氣功有益加強「己身生物電能」的事實，不需考慮氣功是否真假的問題，而是你是否下定決心學習。

易言之，不必因為目前氣功學理不明而對氣功產生抗拒，而錯過了氣功這種最佳的養生之道。有信心就有力量，況且現代人學功夫，不必像古人一樣千里尋道拜師，買一本《健身氣功》，在家裡、在網上就可以輕鬆學習，非常方便，畢竟健康是人生最重要的投資。

33 何謂「氣感」？

宇宙射線攜帶的宇宙物質，以礦物質形式貯存在空氣中，吸入這些「生命氣息」後會讓身體充滿活力，健康長壽。

——希爾頓．赫特瑪（Hilton Hotema）

我的朋友鄭清榮在《真的有氣感了》一書中，描述他跟隨唐朝名將郭子儀的後代郭曉晤大師學習氣功，終於練出氣感的情形，文中充滿了喜悅。社會上學習氣功的人很多，大多數的人都半途而廢，但是，練氣如果有朝一日練出氣感，就會信心大增，對氣功產生堅定的毅力及恆心，不再輕言離開氣功。

目前，氣功尚未被現代主流科學所接受，原因是科學家沒有練氣，無法親身體驗

「氣感」為何物，以致對氣功抱持懷疑的態度。顧名思義，「氣感」只是一種感覺，氣無形無色，我們想用文字解釋氣感的涵意，讓科學家聽得懂，是一件極為困難的事。也許你會說：「氣感就是身體麻麻的呀！」這種答案，科學家還是摸不到頭腦，練氣功時感覺身體麻麻的，生理上到底發生了什麼變化？

基本上，氣感是一種「身體產生能量」的感覺。科學家也許會反駁：「身體本來就有能量啊，這跟氣功的氣感有什麼不同？」對於這兩者的分別，茲分析如下：

生理學上的「身體能量」，指的是細胞之中的粒線體（mitochondrion）的作用，粒線體號稱「細胞產生能量的發電廠」，人體細胞之所以能存活且行使各種功能，是因為粒線體提供了能量，如吸收營養製造蛋白質、排泄廢棄物、產生抗體自然殺手細胞（NK-Tcell）執行獵殺癌細胞的任務等，粒線體還參與諸如細胞分化、細胞資訊傳遞和細胞凋亡等過程，並擁有調控細胞生長和細胞周期的能力。

粒線體最主要的功能是協助細胞呼吸（cellular respiration），讓細胞把有機物氧化分解並轉化為能量，合成ATP（三磷酸腺苷），ATP可說是細胞的電池，提供了細胞活動、促進基礎代謝所需要的能量。

但是，粒線體電子傳遞鏈功能及產生ATP的效率，會隨著個體年齡的遞增而下降，使身體出現老化症狀。在衰老的過程中，粒線體DNA所發生的突變的積累，會導致生物體發生漸進性能量缺乏，細胞逐漸損傷、退化，最終導向死亡。對於粒線體的作用，談論的專書很多，這裡僅只簡單說明，我們要討論的是粒線體的另一種現象，這種現象與氣功有關：

科學家發現，粒線體的數量取決於細胞的代謝水平，代謝活動越旺盛的細胞，粒線體越多。葡萄糖、脂肪是細胞發電的燃料，因為葡萄糖、脂肪必須進入粒線體內才能燃燒，以製造身體所需的能量；而胰島素如同一把可以開啟、關閉細胞的鑰匙，使葡萄糖能夠進入細胞，如果葡萄糖無法進入細胞，就會導致血糖增加，因而發生糖尿病。

運動可以燃燒脂肪，全靠粒線體的作用。當我們運動時，身體會提高能量的使用量，這時粒線體的數目便會增加，體力也隨之增強。易言之，能量是粒線體為因應身體不同的需求而製造出來的，只要增加粒線體的數量，就可改善身體的機能，這就是為什麼運動會增進健康的原因。

日本醫科大學教授太田成男教授是細胞學博士，研究粒線體長達三十年以上，他在《變年輕的技術——粒線體》一書中說：「能量是無法儲存的金錢。」人老了粒線體功能減退，漸漸的發電的功能變差了，身體的能量變得越來越缺乏，老化的現象於焉逐漸出現。

現在，我們要說明氣功與身體能量的關係。練氣功必須每天練，每天固定練功能夠增加細胞的粒線體，讓我們的身體電能充足，健康強壯。同時，練氣功時所採用的「心法」，能使身體攝取能量的效率提高。《黃帝內經》說：「恬澹虛無，真氣從之；精神內守，病安從來？」因為在心地清靜的狀況下，腦波改變，使外界的能量（真氣）得以進入身體；精神內守，則可避免過度使用感官而造成的能量損耗，使能量儲存在體內。

太田成男教授所說的「能量是無法儲存的金錢」，是因為能量隨時在消耗，但是，練氣功的第一步就是在丹田成立一個「電瓶」，讓身體儲存能量成為可能。有了電瓶，常保身體能量充足，透過氣脈滲透到細胞，即可延緩細胞老化，這就是為什麼練氣可以讓人健康長青、返老還童的原因。

粒線體是利用葡萄糖、脂肪等營養發電，但練氣功能夠造成身體與天地的能量感應共振，天地的能量能夠直接穿透細胞膜進入細胞，這就是孟子所說的：「氣，體之充也。」而「氣感」正是細胞接受外來電能的感覺。穴道更是身體內外能量交通的孔道，氣感更為明顯。

美國養生家希爾頓．赫特瑪（Hilton Hotema）所寫的《人本食氣》一書指出：宇宙射線攜帶的宇宙物質，以礦物質形式貯存在空氣中，吸入這些「生命氣息」後會讓身體充滿活力，健康長壽。他建議飲食要逐漸少量化、簡單化，從食水果、喝果汁進階到食氣。道家說：「氣足不思食。」細胞有了外來能量的補充，就會減低對營養的依賴。

34 如何增強免疫力？

人體細胞中充滿了電解質，人體裡帶電的原子與分子無時無刻不在運動，產生電流。

——馬志欽《磁場與生命》

二〇一六年的世界生技展（BIO）及美國臨床腫瘤學會（ASCO），將議題焦點鎖定在「免疫療法」。免疫療法被稱為繼手術、放療及化療後的第四種療法，醫學界認為，未來三～五年，腫瘤的免疫治療將帶來一場新的醫療革命。

近幾年，免疫療法已經在醫藥界掀起了一陣風潮。二〇一一年，諾貝爾生醫獎頒給三位免疫學家，他們因為發現活化免疫系統的關鍵因子而共享殊榮。二〇一三年，《科學期刊》（*Science*）也將免疫療法評為年度最佳突破性的科學進展，預測免疫療法將會徹底改變癌症的治療方法。

目前，國際免疫學的研究領域相當廣闊，在許多科學家各持不同的理論中，以下的說法比較引起我的注意：二〇一五年四月，《科學人雜誌》刊登了美國神經外科醫生凱文．崔西（Kevin J. Tracey）的一篇文章，大意是說：科學家發現，用電刺激神經反射線路可調節免疫系統的發炎反應，具有取代藥物治療發炎性疾病與自體免疫疾病的潛力。

利用電刺激來治療發炎及其他疾病的這個新學門，稱做「生物電子醫學」（bioelectronic medicine）。我認為，利用電、磁調整免疫力是一種極為可行的方法，原因為何？現在就讓我們來進一步探討。

交通大學教授馬志欽在〈磁場與生命〉一文中說：

> 人體細胞中充滿了電解質，人體裡帶電的原子與分子無時無刻不在運動，產生電流。如果身體上的電荷是靜止的，就稱為靜電場，如果電荷在人體上有運動的現象，身體的靜電荷就會產生電場，變化的電場會產生磁場，磁場又會引起電場，這是一種

交互的現象。

微生物會在磁場的作用下導致死亡，食品業即利用強脈衝磁場殺菌；同樣的，磁場可以毫無阻礙地穿透人體組織而達到殺菌的效果。由於電場與磁場可以相互轉換，只要電場不斷地轉換成磁場，磁場便能持續發揮殺菌的作用。

從上文得知，電場與磁場對人體的健康影響很大。《黃帝內經》說：「正氣存內，邪不可干，邪之所湊，其氣必虛。」我們可以大膽假設，句中所說的「正氣」，其實就是人體的電場與磁場，氣強則「邪不可干」，氣虛則「邪之所湊」，「邪」即是致病的細菌，而「氣」則是剋制病菌的電場與磁場，《黃帝內經》的理論與現代科學家的發現可說不謀而合。

二〇一〇年四月《自然雜誌》（*Nature*）刊登布朗大學的一篇文章〈察覺磁場〉（Magnetic-field perception），談的是動物感受磁場的現象，也證實磁場可以自由穿過生物體，而磁場是可以殺菌的，所以增強身體磁場可以提升免疫力。二〇一三年五月，長庚大學化材系華沐怡教授發表了奈米藥物治癌的方法，她合成了超高磁性奈米粒子，將之接上現有的化療藥物，透過磁場引導，可以直搗癌細胞，精準地加以消滅。

早在一九七〇年代，科學家就已發現一些包含自由基的化學反應，會受到施加磁場的影響。科學家更發現，電磁場可使細胞形態、DNA、RNA、蛋白質合成、酶活性及生物遺傳產生變化；低頻電磁場並可促進骨骼再生的代謝過程，促使纖維母細胞和成骨細胞較早出現，因而促進骨骼再生。

依據美國物理學家組織網的報導，利用外加磁場能將紅血球細胞極化，可以降低人類血液的黏度，將血液的黏度降低到原來的百分之三十左右，使血液與血管壁的摩擦減少。一九五〇年代，麥克琳（K. MacLean）博士即發表了若干有關使用磁場以遏止老鼠腫瘤的研究報告。美國及印度的某些非正統的治療師，也報導了他們使用永久磁鐵治癒癌腫的成功經驗。以上這些發現，都可證實電磁場與人體的健康關係極為密切。

當身體的免疫力下降時，就容易發生感冒、過敏、潰瘍等許許多多的疾病。

但是，我們應該如何增強免疫力呢？醫生開出的藥方不外乎正確的飲食、經常

運動、減輕壓力，但民眾利用這些方法提升免疫力的效果有限，因為身體氣衰了，想用這些養生方法恢復氣的強度，效果並不明顯。

練習氣功的原理，即是利用呼吸吐納、意守丹田的方法，在丹田形成一個電場；這個電場，就是道家所說的「精」。再利用守竅溫養的功法將電場轉為磁場，也就是道家所說的「炁」，將電場轉變為磁場的功法就叫做「練精化炁」。中醫說：「藥補不如食補，食補不如氣補。」利用練氣增強身體的磁場，乃是提升免疫力的最佳方法。

35 莊子「緣督以為經」養生說

無為者，道之體也；執後者，道之容也。無為制有為，術也。

——《淮南子．詮言》

很多人都知道，台塑企業的創辦人王永慶生前在練「撞牆功」，大多數的老人家都彎腰駝背、行動遲緩，王永慶晚年卻仍腰脊挺直，運動會還可下場跑步，可見練功有效。報載中國福建有位老人家學習王永慶練撞牆功強健身體，堅持練了十五年，牆壁都被他撞到石灰脫落，現在他脫胎換骨，被列入健康老人排行榜。

老人家最喜歡兒孫幫他敲背，敲了一陣子，打幾個嗝，便覺得舒服多了；醫院裡，也常看到看護在拍打病人的背部；中國各處的公園，每天早上都可以看到許多老

人背撞大樹，幾乎每棵樹都被撞得傷痕累累。這些動作的用意都在打通背氣，因為背氣一通，立刻令人感到通體舒泰。

撞牆功乃道家太極拳不傳之秘，又名「靠山功」，也叫「虎背功」。這種功夫不但練太極拳的人學習，武術門派也是必修之技，我三十幾年前拜師學藝，撞牆功是每天的功課之一，不但撞牆，而且還用包著砂石的皮鞭，師兄弟互相鞭打背部，背氣大通，全身勁道十足。

《黃帝內經》說：「迫臟刺背，背俞也。」足太陽膀胱經循行背部，背部俞穴內應五臟六腑，臟腑有病變時，位在背部膀胱經的俞穴會出現異常現象，如壓痛、硬結、敏感點等，因此，治療臟腑疾病必須消除俞穴的阻塞。太陽膀胱經是人體最大的排毒通道，內臟的毒素可由俞穴排出。有些人背部長期累積寒氣，太陽的陽氣曬不進，體內的心火排不出，這種體質叫做「冰包火」，對健康極為不利；如能經常按摩、刮痧、指壓、推拿、拍擊這些穴位，即可增強體能，提升免疫力。經常保持背氣暢通，起碼可以多活二十年。

任、督兩脈的作用，一收一發。任脈屬陰，陰主靜，功能在收納能量，所以我們靜坐時都意守任脈上的穴道以茲聚氣；而督脈屬陽，陽主動，功能在發用能量，身體一切行動的能量皆來自督脈。督脈為「陽脈之海」，年輕人督脈通暢、陽氣強盛，所以背力健壯、脊梁挺直；老年人督脈衰弱、陽氣不足，則背力減退、脊梁軟弱，以致彎腰駝背，老態龍鍾。

《莊子．養生主》說：「緣督以為經，可以保身，可以全生，可以養親，可以盡年。」這段話中的「緣督以為經」，歷代註解莊子的學者大都解釋為「以中正之道行事」，但莊子這句話明白的在講養生，怎會牽扯到修身的道理？「可以保身，可以全生，可以養親，可以盡年」都是緣督以為經得來的效果，可見「緣督以為經」是一種養生的功法，「緣」即「沿」，亦即英文的 to move along，所以「緣督以為經」應解釋為「沿著督脈行氣」，目的在打通背氣，增進健康。

不論古今中外，不論膚色人種，人體的能量系統都是一樣的。印度瑜伽大師尤迦南達《一個瑜伽行者的自傳》說：「瑜伽以意念導引生命能量在六個脊椎中心：延髓、頸椎、背脊、腰部、薦骨、尾椎的神經叢周圍旋轉，或向上、向下移動，使能量在人類敏感的脊髓周團循環。」其道理與莊子的「緣督以為經」有異曲同工之妙。

老子論「道」，不言「術」，而莊子既論道，亦言術。換句話說：老子談的是虛無道體的本質，而莊子則泛談道的生成及修煉的方法。《莊子．天下》說：「天下之治方術者多矣，皆以其有為不可加矣。古之所謂『道術』者，果惡乎在？曰无所不在。」一句中的「方術」、「道術」，都指的是修道的技術。

莊子認為「氣」是養生的根本，因此在《莊子》一書中，處處可見修道練氣的實修方法，例如「心齋」、「坐忘」、「我守其一」、「真人之息以踵」、「必靜必清，無勞汝形，無搖汝精，乃可以長生」……等，「緣督以為經」也是莊子提供的養生術之一，我們在此進一步分析其中道理：

一、莊子說：「真人之息以踵」，利用腳底呼吸，有吸必有進，有呼必有出，元朝道士王道淵說：「後天炁者，乃一呼一吸、一往一來內運之炁也。呼則接天根，吸則接地軸。」腳底呼的時候，必從頭頂吸，此謂之「呼接天根」；腳底吸的時候，必從頭頂呼，此謂之「吸接地軸」。真人呼吸的方式是天地人相通的，這就是莊子所說的「通天下一氣」。

二、真人呼吸既然從腳底、頭頂出入，那麼，氣在經過身體的時候採取什麼路徑呢？伍沖虛《金丹大道入門》說：「乾坤闔辟，陰陽運行之機。一吸自下而上，子升。一呼自上而下，午降。此一息之升降也。」「子升」，指的是沿著督脈上升，「午降」指的是沿任脈下降。莊子所說的「緣督以為經」，是為「子升」，亦即沿著督脈向上行氣。

《台大中文學報》第三十四期刊登蔡璧名的一篇論文〈「緣督以為經」—體現莊子之學的身體技術〉，把修煉功法稱為「身體技術」，也言之成理。總之，督脈一旦疏通，體弱多病者會增加食欲，面色紅潤，精神愉快，行動輕捷，長期求治難癒的痼疾頑症開始得到改善和治療，所以莊子說：「緣督以為經，可以保身，可以全生，可以養親，可以盡年。」

36 營養學面面觀

口能致病，因縱口味，五味之過，疾病蜂起。

——朱丹溪《飲食箴》

在各大網路書店上面，有一本書永遠占居排行榜上，那就是美國醫學家安德爾．戴維絲（Adelle Davis）所寫的《吃的營養科學觀》，這本書是全球最暢銷、最長壽的營養學書籍，備受千萬讀者及營養產官學界的推崇。其實，在書店的「醫療健康類」銷暢排行榜上，有關營養學（包括減肥）的書籍幾乎占了半數；電視上的健康類節目，亦大都以食物的營養與作用為主要話題，可見營養學是現代養生學的主流。

世界衛生組織曾提出健康的四大基石：合理膳食、適量運動、戒菸限酒、心理平衡，可知飲食是維護健康的重要環節。隨著現代人生活水平提高及飲食習慣的改變，越來越多人出現高血壓、高血脂、高血糖等疾病，為了改善健康，人人都應注意自己的飲食是否合理。

西方營養學將營養分為碳水化合物、蛋白質、脂肪、礦物質、維生素、水六大類，目前常見的營養指標常以美國國家醫藥局（Institute of Medicine）制訂的「膳食營養素參考攝取量」（Dietary Reference Intakes，DRIs）為標準。營養學又細分為保健營養學、運動營養學、疾病營養學、公共衛生營養學等科目。

二〇一六年十一月，美國的珍妮佛．露可醫生（Jennifer Rooke）所帶領的亞特蘭大健康挑戰醫生團隊，以二十一天的植物性飲食做為處方，幫助病人和當地居民從根本治療肥胖症、糖尿病和心臟病，體驗「食物是藥物」的力量。我認為，清淡的植物性飲食雖然有助於增進健康，但對於直接治療疾病則有待商榷，因為維護健康除了食物營養素的攝取之外，還牽涉其他種種因素。

中國古代的營養學，由於科學不發達，並不知食物中所含的六大營養素。中醫營養學的基本理論包括陰陽五行學說、藏象學說等。《黃帝內經》是我國最早記載醫學、營養學專著，其營養學方面的基本理論為「天食人以五氣，地食人以五味」。《黃帝內經》將食物的性質分為「五入、四氣」，五入是「酸入肝，辛入肺，苦入心，鹹入腎，甘入脾」，四氣是「寒、熱、溫、涼」，食物對人的影響是：「五味入口，藏于腸胃，味有所藏，以養五氣，氣和而生，津液相成，神乃自主。」又勸人「飲食有節」，以免飲食不慎而生災。關於飲食養生，中國歷代都曾出現「營養學家」，以下列出幾位以供大家參考：

● **彭祖**：中國神話中的長壽仙人，他的養生之道被後人整理成為《彭祖養性經》，彭祖壽命久長的原因之一是他善於烹調，深知食療之道，他曾親手做雞湯給堯帝品嘗，被尊稱為「廚行的祖師爺」。

● **姚稱**：宋代養生學家，著有《攝生月令》一書，他提出「用食延生，順時省味」的養生理論，認為四時節氣與五臟有對應關係，所以必須依照月令選用正確的飲食調養身體。元代道士邱處機《攝生消息論》也採同一看法。

● **李杲**：金代名醫，著有《脾胃論》，提出了「內傷脾胃，百病由生」的理論，認為脾胃是元氣之本，必須慎於飲食。他列出的飲食宜忌如「或方怒不可食，不可太飽太饑」、「宜穀食多而肉食少」、「忌大鹹助火邪而瀉腎水真陰」等。

- **朱丹溪**：元代名醫，著有《飲食箴》，主張年輕時就要注重養生，尤其強調要節制飲食，告誡人們「口能致病」，必須「守口如瓶」。他說：「因縱口味，五味之過，疾病蜂起。」食物要普遍攝取，偏食單種食物過多容易致病，邵康節詩亦云：「爽口物多終作疾。」勸人不要暴飲暴食。

- **忽思慧**：元代營養學家，曾任飲膳太醫，主管宮廷飲食，著有《飲膳正要》一書，是現存最早的一部營養學專書。他認為「飲膳為養生之首務」，強調飲膳在保健延壽中的意義，認為：「使以五味調和五臟，五臟和平則血氣資榮，精神健爽，心志安定，諸邪自不能入，寒暑不能襲。」

- **賈銘**：元明時期養生學家，著有《飲食須知》一書，他在明初已是百歲的老壽星，別人問他有何養生之術？他說：「無他，只是注意飲食而已。」《飲食須知》是我國第一部專論飲食相互禁忌的專書，針對食物品種的性味、功效、副作用與相互配伍的禁忌，以及錯配後的解救方法，都有詳盡的說明。

- **曹慈山**：清代養生家，推崇粥品養生。他搜集粥譜一百首，認為「粥能益

人，老年尤宜」，主張「每日空腹，食淡粥一甌，能推陳致新，生津快胃，所益非細。」認為吃粥能促進新陳代謝，並引陸放翁詩云：「世人個個學長年，不悟長年在目前，我得宛丘平易法，只將食粥致神仙。」

想要使疾病痊癒，或者希望防病於未然，營養是不可忽視的一環。現代中西方營養學的研究偏重食物所含的營養素對身體的影響，而中國古代營養學則著眼於食物的能量對臟腑的影響。其實，中、西醫的理論都很重要，如能中、西合診，營養學的研究必能更上層樓。

人們在平日的飲食中，大多只重食物的口味和方便，常會忽略營養、衛生方面的考慮。一般而言，醫生的專長是治病，不是保健，醫生或護士並不會主動指導病人飲食。因此，民眾若想瞭解營養學的知識，必須從書籍、雜誌或廣電媒體得來，但營養學包羅萬象，民眾隨看隨忘，又沒有營養師跟隨在側提醒，況且經濟情況較差的家庭，有什麼吃什麼，無法講究；又如現在正逢盛夏，各式冰品大行其道，冰吃多了也很傷身，因此，想要確實遵行營養保健的方法並不容易。

37 養生的正確觀念

我命在我不在天，還丹成金億萬年。——葛洪《抱朴子・內篇》

有人問我：人生最可怕的事，莫過於大病突然來襲，有什麼方法可以自主掌握健康？真是大哉問。這是全世界人類都想知道的答案，但在回答這個問題以前，首先要明白衰老、生病的主要原因是什麼，才能擬定正確的對策。

我認為，生病有兩大原因：一是身體能量減退或失常；一是身體廢物累積造成阻塞；只要解決這兩個因素，即是達到「我的健康我做主」的最佳途徑。對於增進健康的方法，現代醫學除了勸人正確飲食、適當運動、解除壓力之外，最大的難處在於無法調整、提升身體的能量，能量衰弱造成身體器官功能失常，以致新陳代謝發

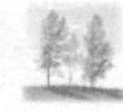

生問題。

當你發覺自己頭髮斑白、體力衰弱、視力減退、聽覺下降、眼袋出現、牙齒鬆脫、皮膚鬆弛且佈滿黑斑時，你已經衰老了，這時，心血管疾病、高血壓、糖尿病、失智症、關節退化等疾病便悄悄降臨。即使沒有大病，但常有腰痠背痛、失眠、疲倦、口乾、耳鳴、胃口不佳等症狀，老是處於「亞健康」的狀況下，也會讓人感到不適難安、心情低落。

「養生」的意義，就是預防、延緩上述這些現象的發生。在疾病來臨之前，一切增強健康的舉動稱為「養生」；一旦疾病來臨，就歸屬「治病」的範圍了。聰明的人應該及早學習養生術來防衛自己，不可抱持鴕鳥心態，忽視老、病終有一天會降臨自己身上的事實。

北京大學公共衛生學院呂筠博士在〈疾病預防策略若干觀念的改變〉一文中談及，由於環境污染嚴重，現代人預防疾病應關注危險因素之所在，並呼籲由政府大力開展監測活動，為疾病的預防和控制提供數據，譬如食品安全檢查、PM2.5 的空污監控等等。因此，現代人講求養生，除了要注意氣候的變化、正確的飲食、正常的作息之外，還要避免環境污染的危害。

總之，養生好像一場自我挑戰的耐力長跑，在養生的過程中，時時都在考驗你的毅力與恆心，許許多多的藉口會讓你被自己打敗，以致半途而廢。

醫療因為有治癒疾病的事實，其成果好壞有各種數據可供參考；但養生的目標則很抽象，你不能在指定時間用簡單的指標來證明目標已經達成。因此，有關養生方面的資訊，認真關注的民眾並不多，即使從媒體、書籍上吸收了一些零碎的養生知識，執行起來也是三天打魚、兩天曬網，預防老病的效果極為有限。政府衛生單位有關宣導國民健康的政策，也常陷於言者諄諄、聽者藐藐的困境。

養生的方法，有的效果好，有的效果差，值得花心思研究。現代醫學的養生方法，大都注重營養的攝取，只偏重肉體生理的調整。但是，人體是由肉體與能量構成的，道教經典《太平經》說：「元氣無形，以制有形。」中國的養生哲學認為，能量（氣）是肉體的主宰，是健康的根本。歷代養生家利用練氣、養氣的方法增進健康、駐顏延年，中國傳統的「養生術」可說是一門非常高深的學問。

除了身體的養生之外，心理的養生也非常重要，因為許多病症是來自負面的心理

因素所引起的。《藥師琉璃光如來本願功德經》說：「若諸有情慳貪嫉妒、自讚毀他，當墮三惡趣中，無量千歲受諸劇苦。」自身的壞習性，是惡運及煩惱的根源，也會帶來疾病。因此，我們應該努力去除壞習性，積極上進，善良開朗。清朝名醫葉天士在臨床上看到很多病人的病是由情緒的精神因素引起，所以他強調「有年最宜開懷」。

而且，現代人常為了事業奮鬥而過勞，給自己太多的精神壓力，以致損及健康；唐朝詩人白居易〈逸老〉詩寫道：「白日浸浸下，青天浩浩高；人生在其中，適時即為好。」他認為人們應該面對現實而隨時調整自己的心境，這才是豁達的養生態度。

臉書的創辦人祖克伯宣布：將在未來十年投入超過三十億美元用於研究疾病的治療，期望在本世紀實現所有疾病的治療、預防和管理，我認為這三個目標中，治療、管理很難達成理想的境界，預防則是最需推動的項目。

我們平時就該克服懶散的習性，以堅強的毅力勤於保健身體。有些朋友平時不注重養生，身體有了病才來問我練什麼功法可以治病，這種臨時抱佛腳的觀念是錯誤的。

38 健走的困擾——談退化性關節炎

出門行三里二里，或三百二百步為佳，令人能飲食、無百病。

——孫思邈《千金翼方》

在網路上看到一則「葡萄糖胺關護乳膏」的廣告：「能夠刺激軟骨增生，原本緊酸的地方都不緊繃了。」這段廣告詞看起來怪怪的，照理說，「軟骨磨損」並不會導致「膝蓋緊繃」。既然這兩種症狀經常同時出現，其間的關聯值得我們探討一下。

幾千年前，西方醫學之父希波克拉底就說「走路是人類最好的醫藥」，健走無需花錢，適合男女老少，而且隨時隨地皆可進行，是全球公認最方便、最大眾化、最容易養成習慣的運動方式。現代的醫療團體及雜誌都推崇健走運動，世界各國的衛生單

位也都鼓勵民眾健走。美國《自然》雜誌建議六十歲以上銀髮族從事一週三天、每次四十五分鐘以上的健走運動，以增進健康。

俗諺說：「沒事常走路，不用進藥舖。」走路也是中國傳統的健身方法之一，例如《黃帝內經》勸人「夜臥早起，廣步於庭」，唐代醫家孫思邈亦提倡：「行三里二里，或三百二百步為佳，令人能飲食、無百病。」呂洞賓祖師還曾倡導「逍遙步行功」，根據民間傳統的散步健身經驗及中醫經絡學說，融合氣功鍛鍊於行步中，使練功更加生活化，強調持之以恆能強健身體。可見走路健身的方法在我國已有悠久的歷史，走路可說是古今中外最受歡迎的健身方法。

但是，中、老年人膝蓋關節發生病變的人越來越多了，根據醫學調查，許多人幾乎都被輕重程度的退化性膝關節炎所困擾，超過五十歲的人發生率為二至三成，到了七、八十歲就高達七成左右。台灣年逾五十歲的中老年人，每兩人就有一人罹患不同程度的退化性關節炎。以上這些現象，導致許多人走路發生困難，造成推行健走運動的最大障礙。

針對膝關節病變，現代醫學皆朝向「軟骨磨損」的方向加以診斷，所採取的治療方式不外乎以消炎藥壓抑關節發炎，或注射玻尿酸潤滑關節以降低關節摩擦力。手術治療則包括軟骨整形術（chondroplasty）、關節融合術（joint fusion）與置換人工關節。此外，近兩年流行、被歐美運動員視為「疼痛終結者」的PRP自體免疫療法，亦即「血小板血漿治療」，醫師從患者身上抽出一些血液後，進行離心，分離出其中的血小板與血清，再注射入受損的關節中；這種療法，目前台灣的民眾也趨之若鶩。

回到本文第一段所舉出的廣告，即是坊間大為流行的葡萄糖胺，號稱能改善關節發炎的問題，其實它只是補充軟骨基質的原料，而且醫生認為，沒有任何一種藥物可以治癒退化性膝關節炎，因為藥物無法使嚴重磨損的膝關節軟骨完全恢復，服用葡萄醣胺只能暫時緩解症狀而已。問題是，「軟骨磨損」並不會造成「膝蓋緊繃」，但「膝蓋緊繃」卻會造成「軟骨磨損」，其中的因果關係必須分辨清楚，原因如下：

《易筋經精義》說：「原夫人體骨髓以外、皮肉以內，四肢百骸，無處非筋，幕絡全身、通行氣血。如人手之能攝，足之能履者，皆筋之挺然者也。」意指關節全靠筋的支撐，關節之所以能夠穩固、能夠活動，皆由於筋的作用，清代養生家曹庭棟

骨頭的作用。

《老老恒言》指出：「步主筋，步則筋舒而四肢健。」指出走路是筋的作用，而不是骨頭的作用。

《黃帝內經》說：「七八肝氣衰，筋不能動。」肝主筋，人到中年，肝氣衰了，筋就會緊縮、發硬，這才是「膝蓋緊繃」的原因。筋即是韌帶，韌帶缺乏肝氣的滋潤就會失去彈性，無法支撐膝蓋的骨頭，才會造成軟骨磨損；缺少了筋的約束，骨頭也容易移位。除了老化之外，現代人走路的機會變少，上班、上網經常久坐不動，關節缺乏鍛鍊，也是造成膝關節病變的原因之一。

近來醫學研究也發現，支撐人體的其實是筋膜，而非骨骼。美國紐澤西醫學大學物理醫學及復健學教授托馬斯．邁爾斯（Thomas W. Myers）《解剖列車》提出「肌筋膜經線」的理論，為從事徒手治療專業人員提供了實戰經驗和創新思維：肌筋膜是一個整體，並不是簡單的只如我們以往所處理的肌肉、骨骼、關節。

膝蓋疼痛常與韌帶、肌肉的損傷有關，例如膝蓋內側是膝蓋疼痛最常見的位置，其原因可能來自內側的滑囊炎（bursitis）及內側副韌帶扭傷；而膝蓋前側的疼痛則來自股四頭肌的肌肉傷害，或髕骨連結的髕骨韌帶損傷、髕骨和脛骨連結的韌帶損傷等原因。

一九九七年一篇探討美國老人醫學（Gerontology）的文章寫道：

> 如果期待膝關節可以像身體器官一樣的正常運作，就必須仰賴所有維繫其機械性穩定的組織，包含韌帶、骨骼、半月軟骨、以及關節囊。而退化性關節炎最早出現的組織變化，就是出現在韌帶附著於骨頭的交界處。

後來研究也證實，韌帶受傷和鬆弛會導致膝關節的不穩定。如關節外圍鬆弛的韌帶沒有強化治療，接下來導致骨骼的破壞和軟骨磨損，一步一步演變成退化性關節炎。

一位西醫骨傷科的醫師承認：西醫在臨床上的確沒什麼有效的方法，一般以用藥為主，但是長期服用藥物傷肝、傷腎，副作用很大，醫生自己得病就不太用這類藥物；其次是物理療法，可是療效也不怎麼好。

中山醫院骨科主治醫師吳濬哲是骨科名醫，「飛躍的羚羊」紀政稱他是「運動醫

學之父」。吳醫師建議，有退化性關節炎的人應訓練肌力，可以減輕關節軟骨磨損機會，減輕關節所承受的壓力。人體關節周圍被肌肉層層包覆，控制走路穩定度，一旦肌力不足，就很容易因為過度衝撞，侵犯、破壞關節中的軟骨，久而久之，軟骨就會失去保護關節的功能，出現疼痛、僵硬、發炎、紅腫等不適症狀，顯見肌力對關節的保護有多重要。吳醫師認為肌力不足造成了軟骨磨損，的確道出了治療關節炎的重點；同樣的，韌帶有力，就不易造成軟骨磨損，所以我們平常就要加強韌帶的鍛鍊及保養。

其實，「葡萄糖胺」本就存在於軟骨和結締組織的各處，是一種人體會自行合成的成分，能促成體內蛋白多醣及膠原蛋白的製造、補充關節滑液，有助修復軟骨組織。因此，獲得網友票選第一名的新光醫院骨科主任釋高上說：「人體關節是很奇妙的組織，不像機器有使用年限，人體關節有自我修復的能力，膝蓋好好保養的話，用一輩子都沒問題。」

有謂「骨正，筋鬆，脈通」，但我認為，這三者還是以「筋鬆」為主，筋鬆自然骨正，筋鬆自然脈通。曾有不少朋友患有退化性關節炎，問我應該如何處理？我檢查了他們自骨盆至腳踝的骨頭，凡是骨頭旁邊的韌帶發硬、緊繃之處，以及肌肉沾黏之處，我就利用按摩加以鬆弛，讓氣血暢通。結塊、沾黏的韌帶及肌肉一經打通，氣行順暢，就會變得柔軟堅韌，可以保護關節，膝蓋緊繃痠痛的症狀也就不藥而癒。

39 道家養生原則

人之心猶草木之根也，心病即身病，心不病則身不病。

——《性命主旨》

無意中在網路上看到一篇文章，題目是「道家養生十原則」，這十個原則包括「衣不過暖、食不過飽、住不過奢、行不過富、勞不過累、逸不過安、喜不過歡、怒不過暴、名不過求、利不過貪」，我認為，這些原則中有些是普通的保健常識，稱做「道家養生原則」有點牽強。

我平時讀書就有做筆記的習慣，關於歷代道家、醫家所發表的養生原則也蒐集了不少，趁這個機會將之分類、羅列出來，以供讀者做為養生的參考。同時，在部分原文的後面，我也略加註釋，期使原句的意涵更加明白。

一、節氣養生：

- 《黃帝內經》：「夫百病之生也，皆生於風寒暑濕燥火，以之化之變也。」言氣候變化致病，生活作息必須因應調整。
- 《黃帝內經》：「智者之養生也，必順四時而適寒暑。」夏天不要貪吹冷氣、猛灌冰水；冬天則要注意手腳的保暖，手腳受凍，寒氣會侵入臟腑。冬天睡覺要蓋好肩膀和脖子，否則容易「落枕」。
- 《黃帝內經》：「虛邪賊風，避之有時。」古人說「避風如避箭」，風大時睡覺記得關窗；冬天溫度遽降，一吹到冷風，中風、心肌梗塞容易找上門。

二、飲食養生：

- 諺語：「常有三分饑，百病不相襲。」
- 《黃帝內經》：「飲食自倍，腸胃乃傷。」
- 孫思邈《備急千金要方》：「食能排邪而安臟腑，悅情爽志以資氣血。」飲食

適當美味，有益健康，心理愉悅滿足。

- 孫思邈《攝養枕中方》：「夫萬病橫生，年命橫夭，多由飲食之患。」
- 張仲景《金匱要略》：「凡飲食滋味以養于生，食之有妨，反能危害成疾。」

三、運動養生：

- 陶弘景《養性延命錄》：「體欲常勞，食欲常少。」
- 孫思邈《千金要方》：「養性之道，常欲小勞，但莫大疲及強所不能堪耳。」
- 《呂氏春秋》：「流水不腐，戶樞不蠹，動也。形氣亦然，形不動則精不流，精不流則氣鬱。病之留、惡之生也，精氣鬱也。」

四、作息養生：

- 《黃帝內經》：「久視傷血，久臥傷氣，久坐傷肉，久立傷骨，久行傷筋，是謂五勞所傷。」
- 《太上洞神真經》：「養生之道，以不損為延命之術。」「損」包括熬夜、過勞、縱情聲色、暴飲暴食、飆車酒駕、逞兇鬥狠、登峻、危險運動……等。
- 葛洪《抱朴子》：「形者，神之宅也，身勞則神散，氣竭而命終。」

•嵇康《養生論》：「措身失理，積微成損，積疾成衰。」積小病成大病，養生應防微杜漸。

•俗諺：「不覓仙方覓睡方，一覺熟睡百病消。」

五、心理養生：

•諺語：「不氣不愁，活到白頭。」

•高濂《遵生八箋》：「知恬逸自足者，為得安樂本。」

•《黃帝內經》：「恬澹虛無，真氣從之。精神內守，病安從來？」清心寡欲，氣血和順；心不外馳，健康無病。

•龔廷賢《壽世保元》：「謙和辭讓，敬人持己，可以延年。」

•孫思邈：「養生有五難：名利不去為一難，喜怒不除為二難，聲色不去為三難，滋味不絕為四難，神慮精散為五難。」

•《性命圭旨》：「人之心猶草木之根也，心病即身病。心不病則身不病。」

•《黃帝內經》：「志意和則精神專直，魂魄不散，悔怒不起，五臟不受邪矣。」精神或心理因素會造成「心因性疾病」，是因負面情緒的邪氣侵入臟腑。

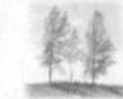

六、練氣養生：

- 東晉道士張湛認為：所謂養生，包括「世行」與「道行」兩端。「世行」即世俗之行，「道行」則是修道之行。練氣屬於「道行」，才是真正的「道家養生原則」。
- 《太上隱書》：「善養生者，養其形，善養形者，養其氣。」
- 《黃帝內經》：「五臟之道，皆出于經隧，以行血氣，血氣不和，百病乃生。」暢通經絡乃養生的重大關鍵，全身氣血循環順暢，無病無災。
- 孫思邈《攝養枕中方》：「大道有盈虛，人事有消長，養生者宜知自謹導引行氣之方焉。」
- 張景岳《類經》：「善養生者尋息，此言養生當從呼吸也。」
- 曾慥《道樞》：「元氣者，出於下丹田，流注於身。使其心常存於下丹田，久之神氣自在，諸疾不生。」丹田是身體能量的源頭，常保丹田氣足乃是健康的根本。
- 翁藻《醫鈔類編》：「養心在凝神，神凝則氣聚，氣聚則形全，若日逐擾擾憂煩，神不守舍，則易于衰老。」

•《元始天尊說生天得道經》：「引太和真炁注潤丹田，五臟六腑，心目內觀，真炁所有，清靜光明。」

上列這些道家養生原則，未免有遺珠之憾。也許你會問：「有沒有道家養生最高指導原則呢？」我認為張三豐在《玄機直講》所提的：「丹田氣暖。息不用調而自調，氣不用煉而自煉。」當之無愧。

40 治療失眠的要訣

守氣妙在乎全精，尤當防於睡眠。——王頤中《丹陽真人語錄》

一位朋友來我家泡茶聊天，因為我有一本書即將出版，大部分時間就我一個人口沫橫飛、自吹自擂。他聽著聽著，起初雖盡量保持風度以免露出不屑的表情，但最後還是忍不住吐槽：「聽你說得天花亂墜，別的不說，你有沒有辦法治好我的失眠？」我說：「簡單。」

我請他坐下來，在他的頭上按摩了一會兒，然後問他：「感覺如何？」只見他一臉驚訝，說：「我的頭怎麼突然變得那麼輕？好像脫掉一頂安全帽一樣。」我說：「你今天晚上可以不必吃安眠藥了。」

再舉一例：我於一九六八年畢業於花蓮師範，至今都快五十年了，最近才舉行過同學會，由於大家都上了年紀，聚在一起免不了談起健康的話題。一位女同學說，長年來失眠的問題一直困擾著她，問我有什麼辦法改善？於是我在她頭上按摩了一、兩分鐘。第二天早上，她興高采烈地跑來告訴我說：「十幾年來，昨晚是我第一次一覺到天亮。」

「眾人皆醉我獨醒」夠豪氣！但是「眾人皆睡我獨醒」就令人欲哭無淚了。上了年紀的人，失眠的症狀非常普遍。許多人失眠數羊，但是羊已經多得牧場裝不下了，還是睡不著。《丹陽真人語錄》：「守氣妙在乎全精，尤當防於睡眠。」我們白天必須工作，是「耗氣時間」，睡眠則是「補氣時間」，一個人經常失眠，身體的精氣耗多補少，自然對健康產生不利的影響。

我認為，造成失眠的主要原因，一是身體緊張，筋肉沒有放鬆，二是頭部充滿靜電，沒有消磁，三是大腦血氣不足，新陳代謝不良，茲分述如下：

一、以生理學的角度而言，肌肉緊張會提升皮膚電位，這個現象也稱為「氣瘀」，許多醫院成立「睡眠補習班」教人克服失眠，醫師常用的方法就是教患者將肌

肉繃到最緊再放鬆，其作用藉由鬆、緊的對比放鬆肌肉，也就是不讓氣阻塞在身體的任何部位，以致造成氣血循環不暢。古印度有一種「攤屍法」，也是從腳到頭一寸一寸的放鬆肌肉，藉以擺脫身體低層能場的束縛。

二、醫學家雖瞭解肌肉緊張會影響睡眠，但並不知道頭部殘留靜電場才是干擾睡眠的最大原因。「日有所思，夜有所夢」，白天思慮過多，或精神壓力過大的人，由於心電長時間駐留在腦部，因此頭骨、頭皮上聚集了許多能量，讓大腦無法休息。殘留在頭部的能量，頻率大都是十四赫茲以上的β波，會妨礙大腦轉換成頻率在七赫茲以下的睡眠腦波，因而導致失眠。

頭骨由十五種、二十二件骨頭組成，並不是完全平整的，仔細檢查，你會發現每塊骨頭的接縫處之間有凹陷之處，凡凹陷之處很容易貯留冷氣、濕氣及思考過後殘留的靜電場，腦後的風池穴及頭部兩側的太陽穴也常形成病灶，這就是失眠往往伴隨頭痛的原因。

利用按摩的方法，找到頭骨上的痛點，亦即冷氣、濕氣集中之處，每天施以按摩三、五分鐘，幾天之後頭痛大都可以緩和，失眠症狀亦可減輕；偶而赤腳踩踩草地，也能將身體靜電釋放入地。

三、後頸上的頭長肌、頸長肌（俗稱後頸大筋）也容易遭受冷氣、濕氣的侵襲，結成硬塊造成阻塞。後頸大筋（見下圖）是督脈能量進入腦部的通路，一旦阻塞，就會阻礙氣血上腦，以致腦電缺乏，不但會造成失眠，也容易造成失智症、阿茲海默症，平時也容易發生落枕的現象，因此，我們應該時時避免肩頸受寒。

後頸肌阻塞，除了造成失眠，還可能牽涉大腦萎縮的問題。引起大腦萎縮的原因很多，如：顱腦外傷、腦栓塞、腦膜炎、腦血管畸形、腦部腫瘤、癲癇、化學藥品中毒等，均可導致大腦萎縮。早期階段：最常見的早期症狀是記憶力減退，思維能力下降。據我的經驗，

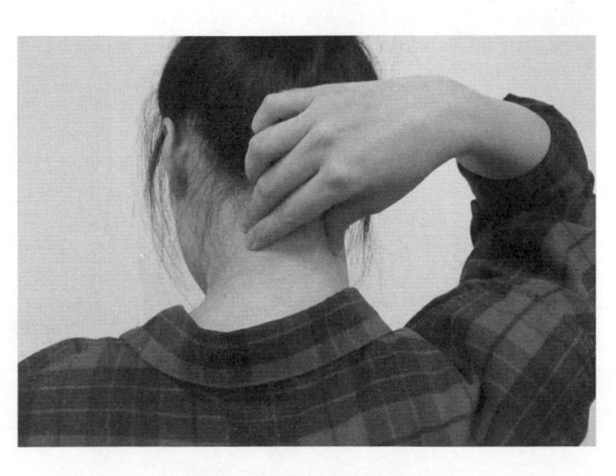

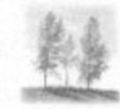

後頸大筋阻塞的人必定有記憶力減退的現象，可見能量上潮大腦的途徑已出現障礙。

此外，二〇一六年五月號《科學人雜誌》刊出美國羅徹斯特大學教授內德加（Maiken Nedergaard）所寫的一篇文章〈大腦排毒系統〉，指出大腦每天都會清除約七公克的有毒蛋白質並以新生成的蛋白質取代，但這種新陳代謝功能會隨著年齡老化而變差，一旦這些有毒蛋白質無法清除而堆積在腦部時，將導致神經退化疾病而造成阿茲海默症、帕金森氏症等病症。按摩後頸大筋，可使腦部氣血充足，促進大腦的新陳代謝。

現代醫學對於失眠尚無根治之道，大都以藥物治療為主，但是常吃安眠藥容易成癮，而且有不良副作用。受到失眠所苦的民眾很多，與其依靠安眠藥，不如學習放鬆全身肌肉、去除頭部靜電、加強大腦氣血循環，失眠與頭痛的症狀就可得到改善。

41 身體痠痛怎麼辦？

形勢驚恐，經絡不通，病生于不仁，治之以按摩醪藥。

——《黃帝內經》

有一天早上，我突然接到一通來自高雄的電話，打電話的人我並不認識，對方說，他讀過我的書，問我能不能為他查看一下膏肓疼痛的症狀。我答應了，他倒是迫不急待，掛了電話立刻搭高鐵北上，到了下午，我們就在台北的一家咖啡廳見了面。

原來他是岡山一家私人診所的院長，多年來受盡膏肓疼痛之苦，走訪各地求醫，試過西醫、中醫、針灸、推拿都不見效，他看到我的書中有一章談及按摩的要訣，所以急於聽聽我的意見。一面喝著咖啡，我在他的背上檢查了一下，果然發現他右邊的

膏肓結了一個硬塊，我當場幫他按摩了十幾分鐘，硬塊便軟化了。他驚奇地說，酸痛已大為減輕，感到如釋重負，並一再向我道謝。

「病入膏肓」一詞源於《左傳》的一段典故。晉景公患了病，太醫診斷後說：「病入膏肓，藥物已無濟於事。」後來景公不治而亡，後人常以「病入膏肓」指為病重難治，藥王孫思邈《千金方》說：「灸膏肓，百病無所不療。」像院長這樣的症狀相當普遍，不只是上了年紀的人常患此症，年輕人也很常見。膏肓阻塞除了疼痛之外，並會造成供應心肺的電能不足，產生「呼吸困難」的現象，呼吸不足就會導致體能衰弱，長期以往，還有可能發生「漸凍人」的病症。

根據統計，到醫院求診者以感冒者占大多數，而「身體痠痛」排第二。在美國，有一半看醫生的人是因為身體疼痛，人數約達四千萬。身體痠痛的症狀很多，包括頭痛、背痛、肩痛、頸痛、腰痛、手痠手痛、膝關節疼痛等。中醫稱身體痠痛為「痺症」，分為風痺、寒痺、濕痺、熱痺等數種，除了《黃帝內經》闡述了痺症的原因之外，北宋時期的醫學全書《聖濟總錄．諸痺統論》也對五臟的痺症有詳盡的解說。

身體痠痛的病人進了醫院，經過超音波、電腦斷層掃描、核磁共振、神經傳導及肌電圖等項目檢查之後，往往顯示並無異常，故無從治療，只有服藥以阻止症狀惡化。但長期吃西藥的結果是產生越來越嚴重的副作用，許多人只好轉求中醫。身體痠痛的症狀尤以肩膀痠痛的患者居多。一位旅美的中醫師說：在美國，多數病患出現在中醫診所，一開口總是說：「我的肩膀痠痛！」因此，他每天僅是治療肩膀痠痛就應接不暇。

治療肩膀痠痛，中醫大都施以針灸，或者按摩，但是患者往往幾天內又再度回到醫院來，因為痠痛又復發了。一般醫生都認為，肩膀痠痛很難根治，大部分的患者，每隔一段時間都需返回醫院進行一個星期的療程。

西醫認為，只做「按摩」的動作就能消除疼痛根本是不可能的事。但是，肩膀痠痛利用按摩是有可能治癒的，道理很簡單，「通則不痛，痛則不通」，只要打通患部阻塞，讓氣血通行順暢，痠痛就可以治癒。阻塞的原因包括受傷、受寒、沾黏、筋硬、氣瘀、小血管硬化等，必須仔細分辨，才能對症施術。

按摩的技術除了仔細分辨造成痠痛的原因之外，還須利用各種手法以及補、洩等技巧加以治療，中醫專業手法有所謂「撥筋．理氣．整骨」的按摩技術，用以打通經

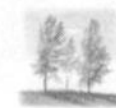

絡。撥筋尤其是治療身體痠痛最主要的手法，撥筋術是一套更深層、更有效的按摩方式，能深入肌肉筋膜組織周圍，將產生氣阻與筋膜沾黏的地方給予散結去瘀，廣為中醫所採用。少林寺也有「少林撥筋法」，因為撥筋才能理氣，氣通了整骨才有良效。但是施術者必須有強力的手勁，甚至手上有氣，才能針對病灶加以解除，這是一門高深的學問。

現代醫學的復健治療只見肌理不見能量，對消除身體痠痛並無良策，比方說，坊間可以買到艾比・艾爾斯沃斯（Abby Ellsworth）博士的《按摩解剖書》，書中載有鉅細靡遺的全身肌理解剖圖片，讓你清楚地看見在雙手下方正在按摩的肌肉結構，但是有了這本書就可以解決痠痛問題嗎？恐怕未必。

許多人手臂抬不起來，梳頭、穿衣樣樣難，俗稱「五十肩」，五十肩又稱為「冰凍肩」，清代名醫程國彭《醫學心悟》云：「血遇寒則凝，遇溫則行。」五十肩的病因大都因為受寒，醫學上稱為「沾黏性肩關節囊炎」，好發於上了年紀的中老年人和操持家務的婦女，醫生認為這是長期姿勢不正確，或長時間從事某種固定動作所造成。中老年人固然是血氣衰弱所致，但是婦女同胞不論年紀大小，十之七八肩上都扛著一個「寒氣包」，寒氣包大小硬軟程度不一，原因是婦女愛穿露肩衣服，肩膀常受寒風、冷氣、雨水的侵襲，外感風寒濕邪而造成阻塞，這才是名副其實的「冰凍肩」，必須揉散寒氣包才能治癒。

此外，筋膜（fascia）是一種結締組織，當身體因為持續勞動與壓力緊繃，或是受傷、感染時，細胞的代謝物會逐漸累積在筋膜層，形成「筋膜沾黏」現象，讓我們身體痠痛、疾病連連。美國物理治療師凱洛・馬漢（Carol J. Manheim）寫的《肌筋膜鬆弛術》強調肌筋膜的拉伸技術，物理治療師利用肌筋膜釋放的方法，鬆弛不平衡而受傷的筋膜，即可治療身體的各種痠痛。

以中醫的觀點，筋膜是氣的通道，凱洛・馬漢醫師所說的「筋膜釋放」，即是去除筋膜的瘀塞。日本醫學大師村上晉一先生發明一種「鋼絲療法」，利用24號白鐵線做成線圈，用透氣膠帶貼在患處可解除或舒緩痠痛，其原理也是「筋膜釋放」的另一種形式。

當我們身體某部位氣血循環不佳時，會造成混亂的磁場，使病毒及壞磁場聚結為一個「病態能量阻塞點」，讓細胞膜的「電位」升高，造成酸、痛、麻等症狀。一位婦人後頸疼痛多年，當我觸及病灶的那一刻，她突然跳起來，感覺好像觸了電，顯示病灶積留的電位非常高，必須利用按摩手法將電位釋放，才能改善病情。

《黃帝內經》云：「七八肝氣衰，筋不能動。」肝主筋，上了年紀的人肝氣衰弱了，致使筋絡發硬發緊，氣血通行不良，是導致身體痠痛的主要原因；骨盆不正、脊椎側彎也會造成肩膀傾斜而痠痛。此外，長久不動的身體部位肌肉萎縮無力，也常會出現「軟組織」沾黏而血氣不通。上班族竟日伏案工作或長期使用電腦，由於久坐不動，亦容易引發各種痠痛。此外，情緒壓力也會造成肌肉緊張，致使筋肉僵硬、血氣不通而導致痠痛。

國際疼痛研究協會（International Association for the Study of Pain）將疼痛定義為：「由真正存在或潛在的身體組織損傷所引起的不舒服知覺和心理感覺。」身體痠痛會大大影響身心的健康，除了要避免風寒侵襲、肢體受傷之外，平日應該多運動或練習氣功，暢通氣血，去瘀散結；平時也可以學些按摩技術，以便自醫自療，這才是消除身體痠痛的治本之道。

42 讀〈道教養生學的近代價值〉的省思

道之尊，德之貴，夫莫之命而常自然。

——《道德經》

二〇一三年三月，日本道觀副道長早島妙聽發表了一篇論文〈道教養生學的近代價值〉，談論道家養生理論對現代社會的影響。在道家文化逐漸為世人所忽略的今天，像這樣一篇由日本人研究道家、評論道家的文章相當少見，也相當珍貴，值得我們重視。

日本道觀是日本現有唯一的一座道觀，總部設於福島縣的磐市，也就是二〇一一年三一一福島核災受到海嘯沖擊的區域，幸好該道觀損壞的情形並不嚴重。早在一九八九年，日本道觀的第一代道長早島天來出版《解讀老子道德經》一書時，就提到在

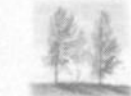

現代經濟至上的社會中，必須敲響對自然破壞的警鐘，似乎在二十二年前就預言了核災的發生。

《道德經》說：「道之尊，德之貴，夫莫之命而常自然。」又說：「以輔萬物之自然而不敢為。」老子這些話，都在教導我們遵循萬物的自然本性而不妄加干涉。早島妙聽在論文中說：在地球暖化帶來乾旱、暴雨、洪水及颱風、地震持續發生的現在，我們應該學習中國古代流傳下來的「自然之道」的哲學，以期人類能夠在自然界中和諧的生活；此一觀點，即是老子「道法自然」的思想。

日本道觀一向對於老子「見素抱樸，少私寡欲」，以及莊子「純粹而不染，靜一而不變，惔而無為」的境界極為仰慕推崇。早島妙聽說：道觀一直在進行《道德經》、《黃帝內經》等經典的研究工作，除此之外，道觀也是一個「提倡人類應該健康、明朗、快樂生活的道場」。除了研究道家經典之外，道觀並傳授道家的基本養生法導引術，促進身體氣血的流動，以治療疾病、改善健康。早島妙聽認為，道家「恢復生機」的思想，是一種高深的醫學。

道家文化分為兩個領域：一為修道，一為養生；日本道觀不尚空談，而能理論與實踐並重，性命雙修的做法，確實令人欽佩。有謂「以儒治世，以佛治心，以道治身」，在中國古代的宗派之中，道家被公認為最擅於養生，據元代道士李道純的統計，當時流傳的道家養生修煉方法有三千餘種，而道書上記載的就有二百多種，可見道家養生術之博大精深。

身處廿一世紀的現代人，對於道家的研究逐漸偏向養生的部分。最貼近現代人的想法的道家前輩應屬東晉時代的葛洪，葛洪號「抱朴子」，主張修命就好，因為他是貴族，生活美滿，對於修道成仙之術並不熱中，《抱朴子．對俗》中說：「求長生者……本不汲汲於升虛……若幸可止家而不死，亦何必求於速登天乎？」現代人的想法多數跟葛洪一樣，修煉的主要目標在於去病強身，覺得修道成仙的目標未免過於遙遠。

漢代名醫張仲景《傷寒雜病論》一書的序言就談到養生的重要性，他痛斥當時的群眾「舉世昏迷，不惜其命」，只知道追逐榮華富貴，不重視養生。現代人生活緊張忙碌，常為了事業耗力勞心，也經常忽略了養生的重要。不論一個人有多大的成就，一旦失去健康，等於失去了一切，學習養生之道，確是人生不可忽略的要務。

43 尋找養生之道的科技新貴

百病生于氣也，怒則氣上，喜則氣緩，悲則氣消，恐則氣下，寒則氣收，驚則氣亂，勞則氣耗。

——《黃帝內經》

一位美國華僑徐先生回到台灣，透過出版社的引介找到我，與我約在咖啡廳會面。見面時，他一面品著香濃的咖啡，一面娓娓說出來意；原來他久居美國矽谷，這次回台的任務是尋找一套「養生課程」，為的是他籌劃在矽谷成立一個「養生村」，除了尋找教材之外，他也希望找到一個好教練。

矽谷是高科技公司雲集之地，擁有包括蘋果、微軟、思科在內的四十多萬科技大軍，成為一個產值驚人的經濟體。徐先生的住家就距離蘋果公司不遠，賈伯斯生前，徐先生偶而會看到他牽著狗從家門口經過。

矽谷科技人的生活型態，可以拿賈伯斯做為代表，他們是一群「賺錢很多，身體很差」的新貴。徐先生計畫成立養生村，目的是想透過中國的養生術，為矽谷的科技人增進健康。美國的醫療雖然進步，但是對於提升健康品質、抗老化之類的問題並無良策，徐先生於是決心專程回台求援於中國的養生之道。

矽谷科技新貴的健康狀況，大體上用兩個字就可以形容，那就是「過勞」。《黃帝內經》說「勞則氣耗」，所謂「氣耗」，即是身體能量減損，造成體能衰弱、免疫力下降。過勞的症狀包括：疲倦、失眠、健忘、頭痛、心情煩躁等，並容易發生三高及各種慢性病，此即西方醫學所說的「慢性疲勞症候群」（Chronic Fatigue Syndrome）。

日本醫學博士上畑鐵之丞（Tetsunojo Uehata）《過勞死之研究》更將由於持續工作、精神壓力過大導致衰竭而死的現象命名為「過勞死」（Karoshi）。人體是一個開放系統，平時就必須藉由飲食、呼吸攝取能量，以供器官的生理運作。人體跟手機一樣，充多少電，用多少時間，用完就沒電了。如果一個人工作經常超時，他的身體就會處於電能不足的狀況，常感虛弱疲倦，精神不振，這種狀況持續長久，就會危及健

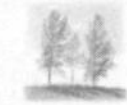

康和生命。

人需要睡眠，睡眠時間即是身體在充電。一般而言，工作八小時，睡眠八小時，算是兩平，但是，如果一個人每天工作超過八小時，甚至達到十幾小時，便造成體能透支，日久勢必百病叢生。失眠是造成體能下降的一大原因，西醫認為，多數的失眠來自於壓力所造成的自律神經及內分泌系統的失調；而中醫則將失眠歸因於陰虛火旺、心腎不交、肝鬱上火等因素。睡眠期間，我們的身體會生長、造血、充氣、修補及排毒，如果睡眠不足或睡眠品質不佳，將造成身體的代謝率降低，身體將累積許多濁氣及自由基，損害健康。

此外，體質的變化也會耗損能量，造成免疫力降低。旅居美國的潘同蒢中醫師認為，現代人所遭遇的許多不明疾病，根本原因就在「深深的寒氣」及「壓力與疲勞累積」，潘醫師精研《傷寒論》，他舉出《黃帝內經》的理論：「陽氣盡，陰氣盛則目瞑。」人體的陽氣沒了，陰氣增強了，就會想睡覺。許多現代人老是覺得睡眠不足，其實是體內太寒所致。

為什麼我們的體質會變寒呢？造成的因素有：氣候變化受寒、感冒服用抗生素，以及經常飲用冰冷飲料等。常感手腳冰冷的人，其實內臟早已盤據寒氣。此外，有謂「寒從腳下起」，腳部受寒會影響「膽經」與「胃經」，讓經脈的運行沒有能量，造成經絡阻塞。

旅美名醫倪海廈生前也經常強調，保持腳部溫暖是維護健康的關鍵。腳部保暖對預防感冒、鼻炎、哮喘、心絞痛等諸病皆有良好功效。一位女性友人向我訴苦：她每次經期肚子都非常疼痛，也經常頭痛、肩痛，一直都醫不好。我看她的氣色白中帶青，分明寒氣過重，便問她有沒有注意腳部的保暖，她說，她喜歡光腳踩著地磚的感覺，即使冬天也一樣，難怪她一身是病。冬天時腳上最好穿上厚襪子，夏天睡覺開冷氣也最好避免直吹腳部或穿上睡褲，以免受寒。

總之，職場人、經理人健康欠佳，大都肇因於工作過度造成身體能量耗失，以致氣血瘀阻或陰陽失衡而導致偏寒。因此，我們平日就要善自攝養，畢竟健康是再多金錢也買不到的。

44 漫談排毒養生

陽氣者若天與日，失其所，則折壽而不彰。
——《黃帝內經》

二〇一六年三月底，美國《富比世》（*Forbes*）雜誌登出一篇文章，題目是「中國正在變成世界最大的健康飲食市場」，內容敘述近十年來隨著收入的增加及健康意識的提高，中國人的養生花費顯著增長，排毒飲料之類的天然食物大受民眾歡迎。這個現象，顯然是受到世界先進國家排毒風氣盛行的影響。

排毒是現代醫學最為熱門的話題，排毒的方法更是五花八門，包括飲食排毒、藥物排毒、腸道生態排毒、斷食、水療、洗腸等，近期內更出現量子排毒的學說，利用量子微粒的形式進入五臟六腑的細胞內部，通過高頻振動能量波與細胞產生共振，快速將臟腑的毒素震盪剝離。

一九七七年，美國參議院「營養問題特別委員會」發表了一篇報告，強調現代慢性病其實是源自細胞代謝的問題，也就是身體毒素無法順利排出。排毒的目的在去除對人體有不良影響的毒素，毒素包含內在毒素及外在毒素兩大類：內在毒素是指宿便、自由基、脂肪、尿酸、乳酸、水毒、瘀血等；而外來的毒素則指細菌、空氣污染、水污染、蔬果的農藥殘留、化學藥品、食物中的添加物、化妝品的超標重金屬等，這些毒素都是破壞健康、製造疾病的元凶。

日本醫師本部千博在《排毒解毒小百科》中指出，包括糞便、汗水、痰、眼淚等等，都是排毒的管道。日本排毒醫師大森隆史在《經皮毒完全排毒法》中估計，經由大腸排出的毒素，比例高達75％，其次是尿液佔20％，第三名是汗水，佔3％，毛髮與指甲各佔1％。二〇〇〇年世界衛生組織宣佈：「萬病之源始於腸道毒素。」晉代養生家葛洪在《抱朴子》一書中也說：「若要長生，腸中常清。」可見腸道排毒至為重要。

西方醫學所指的毒素，大都屬於有害的「物質」，而中醫所指的毒素，概念更加

廣泛。《黃帝內經．生氣通天論》說「邪氣傷人」，中醫謂「邪盛謂之毒」，並將毒素分為內源性及外源性兩類，外源性毒素包括風、寒、暑、濕、燥、火，稱為「外感六淫」，內源性毒素則包括喜、怒、憂、思、悲、驚、恐，稱為「內傷七情」。

氣候對人體健康的影響很大，張仲景的《傷寒論》就認為傷寒為萬病之源，現代醫學家也認為：體溫一旦下降，血液循環會變緩，致使體內的細胞代謝變差。至於七情造成的傷害，中醫有「怒傷肝、喜傷心、思傷脾、憂傷肺，驚傷腎」的說法，不同的情緒會對不同的臟器造成傷害。西醫則一律稱之為「精神壓力過大」。

道家認為，除了六淫、七情造成的毒素之外，身體還會累積「陰邪」之氣，是為能量性的毒素，屬於病態的電場、磁場，會不斷侵蝕身體的健康。由於這類毒素是無形的，醫院的儀器無從檢測，只好歸於「病因不明」。《西山群仙會真記》說：「氣滿四大，薰蒸其體。」能量性的毒素埋藏在臟腑深處，必須長期修煉直到氣充滿身體，日久功深，滲透體內的氣將全身大小穴竅一一打開，才能排除深藏的陰邪之氣，達到脫胎換骨之效。此外，當細胞利用氧分子製造能量的過程中會產生自由基，也屬能量性的毒氣，必須利用氣功的「閉氣攻病」之法加以排除。

《黃帝內經》說：「升降出入，無器不有。」任何器官都需要循環，才能新陳代謝、排濁納清。循環即是李時珍《奇經八脈考》所說的：「陰陽相貫，如環無端。」當器官在新陳代謝的過程之中的任何一點出現阻塞時，循環就會受到阻礙，疾病便由此而生。

中醫認為身體阻塞有血瘀、氣滯、痰阻、寒凝、陽虛五大原因，現代醫學所謂的血管阻塞、腸阻塞、肺阻塞、腎血管阻塞、淋巴阻塞等，也都脫離不了這些範圍。此外，二〇一三年，科學家解剖阿茲海默症患者的大腦後發現，大腦不但萎縮，還出現很多「類澱粉斑塊」，這些物質是腦細胞代謝排放出來的廢物，科學家發現：大腦排毒只發生在熟睡時：腦細胞廢物藉腦脊髓液在人們熟睡時才會進行排出，科學界確定阿茲海默症、帕金森氏症等的成因源於長期深層睡眠不足，所以良好的睡眠也是排毒的必要條件。

氣功在中國有悠久的歷史，很多人都藉著練氣增進健康。現代人熱中排毒，練習氣功是根本的方法，長期練氣，能夠讓我們的身體保持循環無礙、潔淨無瑕，易言之，最佳的排毒，就是《呂氏春秋》所說的「精氣日新，邪氣盡去」的境界。

45 上班族應有的保健觀念

故風者，百病之始也，至其變化，乃為他病也。

——《黃帝內經》

氣候轉涼，感冒逐漸流行，公共場所到處只見人人掛著口罩，深怕遭受感染。感冒已被列入「世界十大疑難病症」，而且感冒病毒種類呈現越來越多的趨勢，西醫認為，要想完全認清這些病毒是不可能的，所以根治感冒也是不可能的。

如何提升身體免疫力，是許多上班族極為關心的問題。人體免疫系統中的主力是白血球中的吞噬細胞，但是吞噬細胞通常只能對抗體積較大的細菌與黴菌，抵抗病毒必須借重淋巴球的B細胞、T細胞與自然殺手細胞對病毒產生抗體，但是免疫系統所產生的抗體只能對抗一種病毒，病毒種類相當多，單單感冒病毒就有一百多種，所以人體也必須輪番作戰，才能對每一種病毒產生抗體。

容易感冒的人是因為免疫力較差，但免疫力為什會變差呢？根據現代醫學的研究，造成免疫功能變差的原因很多，歸納起來比較重要的不外下列幾項：

一、**工作過勞**：長時間工作過勞或睡眠不足，造成體能長期虧損，是免疫力下降的一大因素。

二、**飲食不正常**：病從口入，三餐不定時、暴飲暴食或飲酒過多、攝取糖份過多，都容易造成身體功能的失常。

三、**精神壓力過大**：現代人生活緊張，經常處於壓力之中，容易造成內分泌紊亂，引發自體免疫的問題。

四、**運動不足**：大多數的人每天久坐，缺乏運動，致使氣血循環欠佳，體能及肌力衰退，免疫力也隨之下降。

以上是免疫力的負面表列，旅美中醫潘同蒞認為，上班族則有兩個因素對健康影響最大：「壓力過大」和「體質過寒」，茲分述如下：

• **壓力過大**：精神壓力過大，將導致自律神經的錯亂，造成「壓力症候群」，症狀包括：肩頸痠痛、失眠、頭痛、胃潰瘍、食欲減低、注意力不集中等等，甚至還會產生憂鬱症。隋代名醫巢元方《諸病源候論》指出，約有三十五種病候與情志有關，可見壓力過大影響健康至鉅。上班族應培養「手忙心閒」的本領，盡量抱持樂觀正向的態度，並培養嗜好以陶冶性情。

• **體質過寒**：元代醫家朱丹溪說：「血見熱則行，見寒則凝。」認為寒氣入侵體內，陰氣過盛，將造成氣血推動力不足，血液循環不良。辦公室一年到頭開著冷氣，上班族長期處於溫度過低的環境，容易造成體質過寒，這也是免疫力下降的一大原因。辦公室是密閉空間，感冒流行時容易受到感染。感冒看似小病，卻可能引起許多併發症如喉炎、氣管炎、肺炎、腎炎、心肌炎等病症，年老體弱的人還可能引發白血病而致命。

日本石原結實博士在其著作《病從寒中來》中，提到免疫力下降的兩大原因在於：一、體溫下降；二、肌肉變少。現代人的體溫越來越低，體溫下降一度C，免疫力就下降30%，一旦體溫下降、免疫力低落，除了癌症以外，還可能導致的其他各種病症包括：疼痛、感冒、便祕、浮腫，憂鬱症等精神疾病也會很容易發生。只要我們運動身體開始流汗時，不但排出毒素，而且體溫上升，免疫力就會一瞬間提升五～六倍。

《黃帝內經》也說：「故風者，百病之始也，至其變化，乃為他病也。」認為感冒是「百病之始」，是多種疾病的誘發因素，不可掉以輕心。古人說「避風如避箭」，上班時冷氣不要開太強，如果是中央空調太冷，最好身上加件薄外套，女性愛穿露肩衣服，冷氣直吹更容易受寒。

現代科學家發現，人體內有精微之氣（Subtle Energy）貯藏在細胞內，是免疫系統之本。科學實驗證實，練習氣功之後，免疫功能有了明顯改善，如白細胞數、白細胞吞噬能力、吞噬指數都有明顯增加，可以殺死細菌、病毒。

「氣」無形無色，很難解釋與測量。最近美國成功發明出詳細偵測生物能場的微資訊能量場檢測儀（Intrinsic Data Field Analyzer），這個儀器可約略偵測人體的免疫力。西醫是對抗醫學，有了敵人（細菌、病毒），身體產生抗體才顯出免疫力；但中醫則認為身體能量較強的人，不需經過身體產生抗體，自然擁有堅強的免疫力。同在

一個職場上班，有的人容易感冒，有的人不容易感冒，練氣功的人甚至一、二十年不感冒，免疫力的強弱高下立判。

現代社會自癒意識抬頭，許多養生家呼籲，身體有病盡量不要依賴藥物，畢竟藥是三分毒，常吃藥反而會使疾病越難醫好，類固醇一類的藥物甚至還會抑制細胞粒線體的運作，減弱身體能量。我們平時就該注重養生，提升身體的免疫力，以減少生病的機會。

46 健康產業方興未艾

現在，到了我們徹底改變企業思維的時候了，要麼轉型，要麼破產。

——拉里・博西迪（Larry Bossidy）

現在是個跨界競爭的時代，企業若想要讓獲利有所成長，必須重新思考如何掌握自身的核心能力、為客戶創造價值。如果企業的營運仍依照傳統定義的人口結構、地理位置、通路那一套驅動購買決策的傳統概念，將遇到重重的困難。

美國企業管理大師拉里・博西迪（Larry Bossidy）在《執行——如何完成任務的學問》一書中說：「現在，到了我們徹底改變企業思維的時候了，要麼轉型，要麼破產。」在殘酷的競爭之下，有些企業只好力求轉型，開拓其他事業領域，Google

涉足無人車、微軟轉型智能雲端即是其中例子。企業主動預見未來，實行戰略轉型，確是明智之舉，也是無奈之策。如果要找出一種最能長期發展的事業，健康產業無疑是首選，例如韓國三星企業力拚成為全球最大代工藥廠，我國電子大廠仁寶也將投入生技、長照產業。

根據聯合國「二〇一二年世界人口展望」所公布的統計資料，西歐的國家大都已經步入「高齡化社會」；全球更有日本、德國、義大利、芬蘭、希臘、保加利亞、瑞典等國已成為六十五歲人口占總人口20%的「超高齡社會」，不久的將來，跟進的國家勢必越來越多。目前台灣六十五歲人口已占12%，預計二〇二五年也將進入超高齡社會。有人預測，到了二〇二〇年，中國人口的高齡化，將使工作人口與不工作人口的比率成為世界上最糟的，比日本更甚，問題相當嚴重。

隨著人口老化的趨勢一天比一天嚴重，醫療與照護的費用也不斷攀升。現代醫學無法治癒的疾病包括高血壓、糖尿病、尿毒症、失智症、植物人、愛滋病、精神病、癌症……等，這些病患都需長期的服藥及照顧，造成國家財政沉重的負擔；更何況大多數的民眾都處於「亞健康」狀態，常為了找不出病因的頭痛、肩痛、背痛等症狀服藥求醫，顯見醫療問題難有緩解之日。

以積極的態度而言，凡是能夠促進人類健康的行為都值得努力推廣。許多科學家已經意識到不應該把所有資源投入事後醫療照護，應該較積極地倡導預防及抗老。醫療生技產業被世界各國公認為二十一世紀的明星產業。早在二〇〇五年四月，我國行政院即推動「生醫科技島計畫」，積極推動生技產業的發展。

一九八六年，世界衛生組織（WHO）即提出健康促進（Health Promotion）的計畫，目的在達到全民健康的策略；WHO歐洲辦公室也提出「健康城市計畫」，以健康促進及建立健康的公共政策為目標，超越「健康照護」，落實「健康促進」；美國「健康國民二〇一〇」（Healthy People 2010）則是綜合性的國民健康十年計畫，提供美國國民預防疾病的整體架構；此外，中國、加拿大、英國、澳洲等國也都有促進全民健康的計畫。芬蘭政府甚至還喊出「臨終前二週才臥床」的理想，鼓勵該國老年人多多運動保健，可見「增進國民健康」是各國政府的施政重點，如果民間企業也能共同參與，當然推動的力量就會更加龐大。

由於中國大陸實施一胎化三十五年的影響，人口老化的比率急速上升，根據「二

○一五年中國人口老齡化現狀分析及發展趨勢預測」的調查指出，二○一二年中國六十歲以上人口的比率已達14.3％，人數已達到三億，未來幾年的健康、長照產業將有新台幣四十兆的規模，數字頗為驚人。世界各國對於健康、長照的預算也都逐年上升，因此全球各大企業都極為重視此一發展趨勢。

舉例而言，目前最夯的日本機器人Pepper是全球第一個以陪伴為設計目標的機器人，每次推出必定秒殺，可見民眾對於長照的需求頗為殷切。根據《二○一五年台灣企業領袖調查報告——跨界轉型》的調查，幾位接受專訪的台灣生技醫療業領袖都認為：個人化醫學和預防醫學將成為未來趨勢，包括智慧醫療、3D生物列印，以及提升健康與預防策略的穿戴式醫療裝置、行動健康方案、智慧照護等。

所謂「健康產業」，指的是身體及心理健康與疾病的預防、檢查、治療、復健、護理及照顧等相關之行業機構，包括醫療器材之製造與供應、各類藥品之製造與販售，以及醫院診所、檢驗所、長期照護及安養機構等，範圍相當廣泛。

不久以前，一位退休的企業家向我提起「氣功產業」的構想，他認為平時練氣功健身，勝過有病才去求醫、吃藥。我們何不利用企業經營的方式，投入資本，設計教材，培養教練，讓氣功能夠迅速推廣。練習氣功是防病及抗老的最佳方法，希望大家一起努力推廣。

（全書完）

國家圖書館出版品預行編目資料

修道與養生 / 湛若水著. -- 初版. -- 臺北市：啟示出版：家庭傳媒城邦分公司發行, 2017.08
面；　公分. -- (SKY系列；3)

ISBN 978-986-95070-1-1(平裝)

1.氣功 2.養生

413.94　　　　106012520

SKY系列 3

修道與養生：如何追求健康與人生新境界

作　　者／湛若水
企畫選書人／彭之琬
總 編 輯／彭之琬
特約編輯／陳正益

版　　權／吳亭儀
行銷業務／王　瑜、張媖茜
總 經 理／彭之琬
發 行 人／何飛鵬
法律顧問／元禾法律事務所 王子文律師
出　　版／啟示出版
臺北市 104 民生東路二段 141 號 9 樓
電話：(02) 25007008　傳真：(02)25007759
E-mail:bwp.service@cite.com.tw
發　　行／英屬蓋曼群島商家庭傳媒股份有限公司城邦分公司
台北市中山區民生東路二段141號2樓
書虫客服服務專線：02-25007718；25007719
服務時間：週一至週五上午09:30-12:00；下午13:30-17:00
24小時傳真專線：02-25001990；25001991
劃撥帳號：19863813；戶名：書虫股份有限公司
讀者服務信箱：service@readingclub.com.tw
城邦讀書花園：www.cite.com.tw
香港發行所／城邦（香港）出版集團
香港灣仔駱克道193號東超商業中心1F　E-mail: hkcite@biznetvigator.com
電話：(852) 25086231　傳真：(852) 25789337
馬新發行所／城邦（馬新）出版集團【Cite (M) Sdn Bhd】
41, Jalan Radin Anum, Bandar Baru Sri Petaling, 57000 Kuala Lumpur, Malaysia.
電話：(603) 90578822　傳真：(603) 90576622
Email: cite@cite.com.my

封面設計／李東記
排　　版／極翔企業有限公司
印　　刷／韋懋實業有限公司

■ 2017 年 8 月 22 日初版
■ 2021 年 1 月 15 日初版 3 刷
定價 320 元　　　　Printed in Taiwan

城邦讀書花園
www.cite.com.tw

 ISBN 978-986-95070-1-1

廣　告　回　函
北區郵政管理登記證
北臺字第000791號
郵資已付，免貼郵票

104　台北市民生東路二段141號2樓

英屬蓋曼群島商家庭傳媒股份有限公司城邦分公司　收

請沿虛線對摺，謝謝！

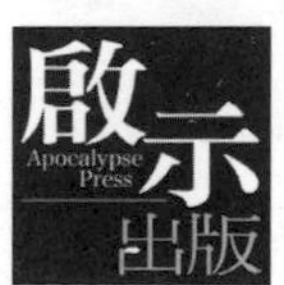

書號：1ME003　　書名：修道與養生

請於此處用膠水黏貼

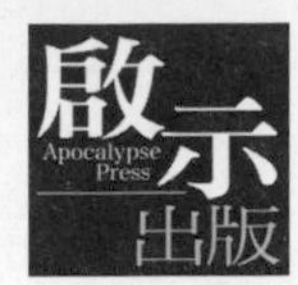

讀者回函卡

感謝您購買我們出版的書籍！請費心填寫此回函卡，我們將不定期寄上城邦集團最新的出版訊息。

姓名：________________________ 性別：□男 □女

生日：西元__________年__________月__________日

地址：____

聯絡電話：____________________ 傳真：____________________

E-mail ：

學歷：□ 1. 小學 □ 2. 國中 □ 3. 高中 □ 4. 大學 □ 5. 研究所以上

職業：□ 1. 學生 □ 2. 軍公教 □ 3. 服務 □ 4. 金融 □ 5. 製造 □ 6. 資訊

□ 7. 傳播 □ 8. 自由業 □ 9. 農漁牧 □ 10. 家管 □ 11. 退休

□ 12. 其他________________________________

您從何種方式得知本書消息？

□ 1. 書店 □ 2. 網路 □ 3. 報紙 □ 4. 雜誌 □ 5. 廣播 □ 6. 電視

□ 7. 親友推薦 □ 8. 其他________________________

您通常以何種方式購書？

□ 1. 書店 □ 2. 網路 □ 3. 傳真訂購 □ 4. 郵局劃撥 □ 5. 其他______

您喜歡閱讀那些類別的書籍？

□ 1. 財經商業 □ 2. 自然科學 □ 3. 歷史 □ 4. 法律 □ 5. 文學

□ 6. 休閒旅遊 □ 7. 小說 □ 8. 人物傳記 □ 9. 生活、勵志 □ 10. 其他

對我們的建議：________________________________

____

____

【為提供訂購、行銷、客戶管理或其他合於營業登記項目或章程所定業務之目的，城邦出版人集團（即英屬蓋曼群島商家庭傳媒（股）公司城邦分公司、城邦文化事業（股）公司），於本集團之營運期間及地區內，將以電郵、傳真、電話、簡訊、郵寄或其他公告方式利用您提供之資料（資料類別：C001、C002、C003、C011 等）。利用對象除本集團外，亦可能包括相關服務的協力機構。如您有依個資法第三條或其他需服務之處，得致電本公司客服中心電話 02-25007718 請求協助。相關資料如為非必要項目，不提供亦不影響您的權益。】

1.C001 辨識個人者：如消費者之姓名、地址、電話、電子郵件等資訊。
2.C002 辨識財務者：如信用卡或轉帳帳戶資訊。
3.C003 政府資料中之辨識者：如身分證字號或護照號碼（外國人）。
4.C011 個人描述：如性別、國籍、出生年月日。

請於此處用膠水黏貼

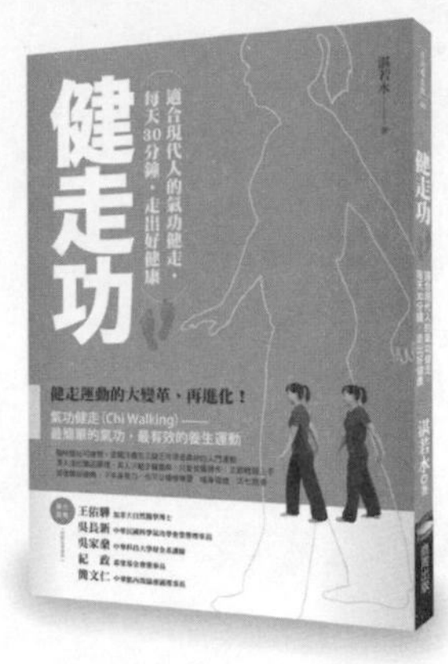

定價280元

健走運動的大變革、再進化！

結合現代運動與古傳養生智慧的獨創氣功

走路也可以輕鬆練氣增進健康

從中國傳統的養生醫理中，我們知道「老從腳起」，本書以此為理論基礎，找出身體老化關鍵，以融合傳統醫學與氣功原理的「健走功」鍛鍊雙腳，找回健康，延緩老化。

健走功動作簡單，但蘊含深厚哲理，是健走運動的進化版，使健走功能大為提升。我們可以說它是一種生活氣功，不受場地限制，應用廣泛，還可延伸變化為健走椅、原地踏步健走功，無論步行、站立、搭公車，上班、居家都可以練習。

每天只要練習三十分鐘，持之以恆，在短時間內就能健步如飛，健康靈活，讓你越走越年輕。